Gesundheitspflege

Barbara Meifort (Hrsg.)

GESUNDHEITS- UND SOZIALPFLEGERISCHE ARBEIT IM UMBRUCH

Hochschule & Berufliche Bildung

Herausgegeben von H. Biermann, W.-D. Greinert, M. Kipp, H. Linke, G. Wiemann

Band 3

Barbara Meifort (Hrsg.)

Gesundheits- und sozialpflegerische Arbeit im Umbruch

Berufliche Bildung im Schnittpunkt einer veränderten Gesundheits- und Sozialpolitik

Ergebnisse der Hochschultage Berufliche Bildung '86

1987

ISSN 0179-5414

Leuchtturm-Verlag

CIP-Kurztitelaufnahme der Deutschen Bibliothek

Gesundheits- und sozialpflegerische Arbeit im Umbruch :
berufliche Bildung im Schnittpunkt einer veränderten
Gesundheits- und Sozialpolitik; Ergebnisse der Hochschultage
Berufliche Bildung '86 / Barbara Meifort (Hrsg.).– Alsbach/
Bergstr.: Leuchtturm-Verlag, 1987.

(Hochschule & /und/ berufliche Bildung; Bd. 3)
ISBN 3-88064-143-9

NE:Meifort, Barbara (Hrsg.); Hochschultage Berufliche
Bildung (04, 1986, Essen);GT

ISSN 0179-5414
ISBN 3-88064-143-9

Hochschule & Berufliche Bildung, Band 3

Herausgegeben von H. Biermann, W.-D. Greinert,
M. Kipp, H. Linke, G. Wiemann

Druck: Weihert-Druck GmbH, D-6100 Darmstadt

Bestellnummer: 3603

Inhaltsverzeichnis

1. Veränderungen in der gesundheits- und sozialpflegerischen Arbeit. Konsequenzen für die berufliche Bildung der Gesundheits- und Sozialberufe.

(B. Meifort)

1.1 Einleitung

Zum zweiten Mal wurde im Rahmen der "Hochschultage Berufliche Bildung" eine Fachtagung für das Berufsfeld Gesundheit durchgeführt. Diese Fachtagungen konzentrieren sich immer auf ein aus der Sicht der Berufspraxis und der Wissenschaft aktuelles Problem der Berufsangehörigen aus Gesundheits- und Sozialberufen. Während im Jahre 1984 Fragen zu psychosozialer Versorgung und psychosozialen Kompetenzen thematisiert worden waren, konzentrierte sich die Fachtagung "Berufsfeld Gesundheit" in diesem Jahr - entsprechend dem diesjährigen Motto der Hochschultage "Arbeitsgesellschaft im Wandel - Konsequenzen für die berufliche Bildung" - darauf, welche Konsequenzen der in der Gesundheitspolitik forcierte Ausbau ambulanter Dienste für die dort Beschäftigten im Hinblick auf die an sie gestellten beruflichen Anforderungen hat. Dabei bot sich Gelegenheit, die konstitutiven Elemente des Problemfeldes "Ambulante Versorgung Pflegebedürftiger" am Beispiel der Versorgung alter Menschen zu umreißen und in einem größeren Zusammenhang (gesamtgesellschaftliche Entwicklung, Beziehungen von politischen Grundsatzentscheidungen und Gesundheitspolitik) zu diskutieren.

An der Fachtagung "Berufsfeld Gesundheit", die am 2. Oktober 1986 in Essen stattfand, nahmen 100 Teilnehmerinnen und Teilnehmer teil. Adressen und Beschäftigungsorte der Veranstaltungsteilnehmer bestätigen die Bedeutung einer solchen Veranstaltung für die Beschäftigten in ambulanten Diensten: Sie waren aus der gesamten Bundesrepublik angereist. Mehr als die Hälfte von ihnen gab als Beschäftigungsort die Sozialstation an bzw. nannten als Beruf "(Gemeinde-) Krankenschwester/-pfleger", drei Teilnehmer/-innen kamen aus der Altenpflege. Darüber hinaus waren Vertreter aus Verbänden, hier insbesondere den Verbänden der freien Wohlfahrtspflege, aus Bildungseinrichtungen (Weiterbildungsstätten für Gemeindekrankenpflege, Berufsbildungswerke, allgemeinbildende und berufsbildende Schulen, Volkshochschulen), aus der Wissenschaft (Universitätskliniken, Universitäten und freie Forschung) sowie Teilnehmer/-innen aus dem sozialpädagogischen Bereich bzw. der Sozialarbeit beteiligt.

1.2 Berufsbildungsforschung des Bundesinstituts für Berufsbildung im Berufsfeld Gesundheit.

Unter dem Druck der Kostenexplosion im Gesundheitswesen erhält die Frage nach leistungsfähigen Berufs- und Arbeitsstrukturen im personalintensiven gesundheitlichen Versorgungssystem zunehmende Bedeutung. Die Hauptabteilung "Erwachsenenbildungsforschung" des Bundesinstituts für Berufsbildung (BIBB) führt aus diesen Gründen seit einigen Jahren im Rahmen seiner Forschungsarbeiten Untersuchungen zur Situation der beruflichen Bildung im Berufsfeld Gesundheit durch. Aus diesen Forschungsarbeiten liegen bislang vor:

- Dokumentationen über den Bestand an Fort- und Weiterbildungsmaßnahmen sowie den Stand von Rechtsverordnungen im Berufsfeld Gesundheit;

- eine kritische Analyse der Ordnungssituation;

- eine Literaturanalyse zu Stand und Entwicklungstendenzen im Gesundheitswesen;

- Analysen zu Qualifikations- und Arbeitsanforderungen im Berufsfeld Gesundheit (insbesondere zu Fragen der beruflichen Kooperation, zu "ganzheitlicher" Arbeit, zur psychosozialen Orientierung in der Gesundheitsarbeit) sowie

- Analysen zur beruflichen Förderung von Frauen im Gesundheitswesen.

Auf der Grundlage der Ergebnisse dieser Untersuchungen, die über einen längeren Zeitraum hinweg in loser Reihenfolge veröffentlicht worden sind (1), ergibt sich aus berufsbildungspolitischer Sicht gegenwärtig folgendes Bild über die Situation im Berufsfeld Gesundheit:

- Das Gesundheitswesen ist in der Vergangenheit ständig expandiert. Die Zahl der Erwerbstätigen in den nichtärztlichen Gesundheitsberufen hat sich zwischen 1970 und 1984 mehr als verdoppelt (2). Diese Entwicklung stellte sich in den einzelnen Berufsgruppen des Berufsfeldes Gesundheit unterschiedlich dar; zum Teil ergeben sich auch innerhalb eines Berufs geschlechtsspezifisch unterschiedliche Entwicklungen. Ein Zuwachs der Beschäftigtenzahlen ist nach 1982 ungebrochen nur in Berufen wie "Rettungssanitäter" und "Zytologieassistent/-in" festzustellen. Auch bei den Rehabilitationsberufen sind insgesamt überwiegend Beschäftigungszuwächse zu verzeichnen.

- Dennoch lassen sich sowohl in der Berufsgruppe der Rehabilitationsberufe als auch bei der überwiegenden Zahl der übrigen Gesundheitsberufe spätestens seit 1983 in Teilbereichen z.T. erhebliche Beschäftigungseinbrüche feststellen, so daß auch die Gesundheitsberufe nicht mehr als krisenfeste Berufe gelten können. Die Steigerungsrate der Arbeitslosigkeit bei ihnen liegt mit 167 % zwischen 1980 und 1985 sogar noch etwas höher als bei der Gesamtheit aller Erwerbstätigen, die im gleichen Zeitraum 163 % betrug (3). Dennoch liegt der Arbeitslosenanteil bei den Gesundheitsberufen im Jahre 1984 mit 7% noch unter der für alle Erwerbstätigen errechneten Arbeitslosenquote (4), was z.T. damit zu erklären ist, daß sich die Erwerbstätigenzahlen im Gesundheitswesen im Verhältnis zu vielen anderen Bereichen erhöht haben.

- Eine Besonderheit des Berufsfeldes Gesundheit ist seine Funktion als typischer Teilarbeitsmarkt für Frauen. Der Anteil der in den nichtärztlichen Gesundheitsberufen beschäftigten Frauen liegt im Durchschnitt bei 87 % und reicht von 99 % bei Arzt-, Zahnarzt-, Tierarzthelferinnen und Hebammen) über 90 % - 95 % bei Krankengymnasten/-innen, Diätassistenten/-innen, Medizinisch-Technische Assistenten/-innen bis zu relativ niedrigen Anteilen bei den Krankenpflege- und Rehabilitationsberufen (5).

- Die Rechtslage im Berufsfeld Gesundheit ist uneinheitlich und unübersichtlich. Aus- und Weiterbildung im Berufsfeld Gesundheit werden durch eine Vielzahl rechtlicher Regelungen, Gesetze und Erlasse bestimmt. Die Uneinheitlichkeit der Rechtsgrundlagen in der beruflichen Bildung im Gesundheitswesen hat zur Folge, daß in der Arbeitswelt eine Vielzahl unterschiedlicher schulischer und betrieblicher Berufsbildungsgänge, Bildungsziele und Berufsbezeichnungen bestehen (6).

- Das Berufsfeld Gesundheit ist horizontal und vertikal zersplittert, d.h. die Berufs- und Qualifikationsstrukturen sind durch Spezialisierung und Hierarchisierung gekennzeichnet: Innerhalb eines oder ähnlicher Tätigkeitsfelder besetzen die Berufe im Gesundheitswesen jeweils nur einen schmalen, abgegerenzten Tätigkeitsbereich.
  Entsprechend der ausgeprägten beruflichen Spezialisierung ist die Vermittlung der Ausbildungsinhalte auf die spezifischen Arbeitsanforderungen der jeweiligen Berufe zugeschnitten. Hinzu kommt, daß sich die Berufe im Gesundheitswesen durch sehr unterschiedliche Qualifikationsniveaus auszeichnen. Es ist die Regel, daß nicht nur Berufe aus unterschiedlichen Tätigkeitsbereichen, sondern auch Berufe desselben Tätigkeitsbereichs durch differierende Qualifikationen und Kompetenzen voneinander abgegrenzt sind. Dieser Sachverhalt schränkt die berufliche Flexibilität der Berufsangehörigen in erheblichem Ausmaß ein.

- In fast allen Bereichen des Gesundheitsversorgungssystems wurden in den vergangenen Jahren neue berufliche Anforderungen, insbesondere im technischen und im psychosozialen Bereich, virulent: Die Einführung hochkomplizierter medizintechnischer Apparate fordert von den Berufsangehörigen ein größeres technisches Wissen bzw. Anwendungsverständnis. Im gleichen Maße wird in den Berufen, die in unmittelbarem Kontakt zu den zu versorgenden Patienten stehen, ein nicht unerhebliches Defizit im Bereich psychosozialer Qualifikationen beklagt (7).

- In den letzten Jahren wurde eine Schwerpunktverlagerung von großen stationären (Gesundheitsversorgungs-) Einrichtungen weg zu ambulant arbeitenden, dezentral angesiedelten kleineren Einrichtungen erkennbar. Der Ausbau eines Systems ambulanter Versorgung wird gegenwärtig in allen bereich der gesundheitlichen Versorgung vorangetrieben, wie z.B. in der häuslichen Krankenpflege, der Psychiatrie und der Rehabilitation.

Aufgrund der hier nur kurz skizzierten quantitativen und qualitativen Veränderungen im Berufsfeld Gesundheit erhält berufliche Weiterbildung für die Angehörigen nichtärztlicher Gesundheitsberufe zunehmende Bedeutung. Dabei zeichnen sich folgende Schwerpunkte ab:

1. Aufgrund der Einführung neuer Technologien und Techniken in fast allen Bereichen von Einrichtungen zur Gesundheitsversorgung sind Fortbildungsmaßnahmen, die den Umgang mit und den Einsatz von technischen Geräten, insgesamt: die veränderten technischen Anforderungen in der Gesundheitsversorgung zum Thema haben, von grundlegender Bedeutung.

2. Da psychosoziale Qualifikationen und Kompetenzen in sämtlichen Bereichen und Berufen des Gesundheitswesens nicht in ausreichendem Maße vorhanden sind, werden Angebote für entsprechende Zusatzqualifikationen erarbeitet werden müssen.

3. Mit zunehmender Arbeitslosigkeit auch im Gesundheitswesen wird die Forderung nach einer Verbesserung der Durchlässigkeit zwischen den einzelnen Gesundheitsberufen - die durch entsprechende Fortbildungs- bzw. Umschulungsmaßnahmen zu gewährleisten wäre - erneut an Aktualität gewinnen.

4. Die Zukunft vieler Gesundheitsberufe wird aus heutiger Sicht im ambulanten Sektor liegen. Um die neuen Anforderungen in diesem Bereich erfüllen zu können, wird es erforderlich sein, die dort Beschäftigten in besonderen Weiterbildungsmaßnahmen entsprechend zu qualifizieren.

Das BIBB hat in der Vergangenheit auf der Grundlage der hier dargestellten Situationsanalyse über strukturelle und organisatorische Entwicklungen im Gesundheitsversorgungssystem eine Problemstudie über die Ausbildungssituation der Gesundheitsberufe erarbeitet. Um Möglichkeiten und Wege aufzuzeigen, wie den erkennbaren zukünftigen Anforderungen im Berufsfeld Gesundheit in Ausbildung und Weiterbildung Rechnung getragen werden kann, wurden daraufhin in einer vergleichenden Untersuchung der Qualifikations- und Tätigkeitsanforderungen neunzehn ausgewählte nichtärztliche Gesundheitsberufe der Primärversorgung, des Pflegebereichs, des diagnostisch-technischen Bereichs und des Rehabilitationsbereichs im Hinblick auf erkennbare Ausbildungsdefizite sowie gemeinsame bzw. berufsspezifische und neu entstehende Qualifikationsinhalte analysiert (8).

Im Rahmen dieser Untersuchung wurden auch die Disparitäten zwischen der gesundheits- und arbeitsmarktpolitischen Bedeutung des ambulanten Bereichs und der beruflichen Qualifizierung der Beschäftigten im Gesundheitsbereich für diesen neu entstehenden Versorgungssektor deutlich. Zur Zeit wird daher eine entsprechende Untersuchung über "Qualifikationsanforderungen und Fortbildungsangebote für Beschäftigte in ambulanten gesundheits- und sozialpflegerischen Diensten" durchgeführt. Am Beispiel von Sozialstationen sollen die besonderen Qualifikationsanforderungen, die Arbeitsbedingungen sowie die Qualifizierungsbedürfnisse und Fortbildungsangebote für die hier Beschäftigten ermittelt werden. Die Untersuchung wird in Kooperation mit dem Modellversuchsprogramm des Bundesministerium für Jugend, Familie, Frauen und Gesundheit (BMJFFG) "Ambulante Dienste für Pflegebedürftige" durchgeführt (9).

1.3 Problemstellung der Fachtagung

Ambulante gesundheits- und sozialpflegerische Dienste haben in den letzten Jahren in der Gesundheitspolitik aller Bundesländer einen zentralen Stellenwert erhalten. Dies resultiert zum einen aus der Tatsache, daß die Gemeinde-(kranken-)pflegestationen in kirchlicher Trägerschaft die pflegerische Versorgung Kranker, alter Menschen und Behinderter in den jeweiligen Kirchengemeinden nichtmehr allein bewältigen konnten, weil der Nachwuchs an Gemeinde (kranken-) schwestern fehlte. Zum anderen ergibt sich diese Schwerpunktverlagerung aus der Bevölkerungsentwicklung in der Bundesrepublik: Vor allem aufgrund der zunehmenden Zahl alleinlebender älterer Menschen wurde der steigende Bedarf an Hilfen für die häusliche Versorgung pflegebedürftiger Menschen offensichtlich. Die gesundheitspolitische Setzung, ambulante gesundheits- und sozialpflegerische Versorgungseinheiten zu stärken bzw. auszubauen, resultiert aber nicht zuletzt auch aus der Kritik an den z.T. völlig unbefriedigenden Verhältnissen im stationären Bereich. Die stationäre Versorgung wurde in den letzten Jahren zunehmend einerseits als inhuman, zu technikorientiert und zu arbeitsteilig, andererseits als nicht bedarfsentsprechend und zu kostenintensiv für nicht (mehr) medizinisch-pflegerisch heilbare Versorgungsbedürftige kritisiert.

Die sozioökonomische und arbeitsmarktpolitische Bedeutung des ambulanten Bereichs auf der einen und die psychosoziale Bedeutung der Versorgung pflegebedürftiger Menschen in ihrer häuslichen Umgebung auf der anderen Seite ist auf dieser Grundlage unbestritten. Ambulante gesundheits- und sozialpflegerische Dienste gehören zu den ganz wenigen Beschäftigungsbereichen, die gegenwärtig nennenswerte Zuwächse in den Beschäftigtenzahlen aufweisen können: Zwischen 1970 und 1984 sind die Beschäftigtenzahlen in den ambulanten Diensten um 34 %, von 21.145 auf 28.324 Beschäftigten insgesamt angestiegen; allein zwischen 1981 und 1984, in drei Jahren also, stieg die Zahl der hauptamtlichen Mitarbeiter in diesem Bereich um 20 % (10). Angesichts der absehbaren demografischen Entwicklung und der gesundheitspolitischen Zielsetzung, den ambulanten Bereich zu stärken, ist auch zukünftig mit einem Anwachsen der Beschäftigtenzahlen zu rechnen.

Der Ausbau ambulanter Dienste wird allerdings nicht allein bzw. nur hintergründig als Antwort auf die Kritik an Umfang, Kosten und Effektivität des stationären Bereichs gefordert. Weit größer ist die (programmatische) Erwartung an die "Sozialstation als Konzept umfassender Gemeinwesenarbeit", als Zentrum gemeindenaher, patientenorientierter und ganzheitlicher Betreuung. Beides, gesellschaftliche Erwartungen und politische Schwerpunktverlagerungen setzen die Institution Sozialtstation und die in ihr Beschäftigten vielfältigen Spannungen aus. Die Qualität der häuslichen gesundheits- und sozialpflegerischen Versorgung wird daher auf Dauer davon abhängen, wie die Beschäftigten in ambulanten Diensten auf die neuen und z.T. widersprüchlichen beruflichen Anforderungen vorbereitet bzw. bei der Bewältigung ihrer Aufgaben berufsbegleitend unterstützt werden und welche Hilfen den Trägern ambulanter Versorgungseinrichtungen hierfür zur Verfügung gestellt werden.

Weil die Ausbildung für die meisten nichtärztlichen Gesundheitsberufe bislang überwiegend auf die Arbeit im stationären Bereich vorbereitet und auch dort stattfindet, weil die Anforderungen des ambulanten Bereichs erst langsam in die Ausbildungscurricula übernommen werden, sind die Beschäftigten in ambulanten Diensten auf die sich ihnen stellenden fachlichen Anforderungen nicht immer hinreichend vorbereitet (11). Neben der berufsfachlichen Qualifikationen ist es jedoch auch eine zentrale berufsbildungspolitische Frage, ob und wie die Beschäftigten auf die gesellschaftlichen, institutionellen Anforderungen vorbereitet werden und daß sie auch ihre eigenen beruflichen Erwartungen im Hinblick auf ihre Tätigkeit in Sozialstationen in diesen Zusammenhängen reflektieren können. Ein wichtiges Ziel der Fachtagung BERUFSFELD GESUNDHEIT war es daher, über eine Bestandsaufnahme der tatsächlichen beruflichen Handlungsmöglichkeiten in Sozialstationen und über die Reflexion des beruflichen Alltags diese Voraussetzungen der Berufsarbeit in der ambulanten Versorgung offenzulegen. Nur wenn diese Bedingungen, die das berufliche Alltagshandeln direkt oder verdeckt bestimmen und damit auch Erwartungen an den Beruf und berufliche Entwicklungsmöglichkeiten beeinflussen, erkannt werden und bewußt geworden sind, kann auch Sensibilität für die gesundheitspolitischen, institutionellen und individuellen Barrieren erreicht werden, die immer wieder patientenorientiertes Verhalten und kooperative Arbeitsformen in der ambulanten gesundheits- und sozialpflegerischen Arbeit verhindern oder zumindest doch erschweren.

In diesem Zusammenhang sollte die Fachtagung "Berufsfeld Gesundheit" ein Forum darstellen, um Wissenschaftler, Praktiker und Vertreter staatlicher Gesundheitspolitik über diese unterschiedlichen Begründungszusammenhänge und Zielvorstellungen miteinander ins Gespräch zu bringen. Die gesamtgesellschaftlichen Zusammenhänge der Arbeit in Sozialstationen darzustellen, war eines der Ziele der Fachtagung. Ein anderes bestand darin, den Veranstaltungsteilnehmern, die überwiegend selbst in Sozialstationen beschäftigt waren, in Diskussion mit einem Vertreter der staatlichen Gesundheitspolitik über die Auswirkungen eben dieser staatlichen Gesundheitspolitik auf ihre tägliche Arbeit zu bringen.

Dazu war der Tagungsablauf in zwei Teile gegliedert: Im ersten Teil wurde unter dem Rahmenthema "Ambulante gesundheits- und sozialpflegerische Arbeit: Wer braucht was und wer macht was ?" die ambulante Versorgungsarbeit aus übergreifender Sicht und aus Sicht des beruflichen Alltags vorgestellt.

Nach einer gesamtgesellschaftlichen Analyse des Bestands und des Bedarfs an ambulanten Diensten (Dr. W. Rückert, Kuratorium Deutscher Altershilfe) folgte eine kritische Reflexion der Arbeitsbedingungen, -probleme und -anforderungen in Sozialstationen aus der Sicht einer Beschäftigten (A. Wienand, Leiterin einer Sozialstation in Münster). Schließlich wurde die Problemstellung der Fachtagung unter dem Gesichtspunkt besprochen, welche Reformvarianten bei der ambulanten Versorgung alter, pflegebedürftiger Patienten aus der Sicht staatlicher Gesundheitspolitik denkbar und erforderlich sind. Vertreter zweier wissenschaftlicher Begleitmaßnahmen zum Modellversuchsprogramm des BMJFFG "Ambulante Dienste für Pflegebedürftige" stellten hierzu ihre Untersuchungsergebnisse bzw. Planungsansätze vor (F. Brandt, ISO, Saarbrücken; U. Schwarzer, Innere Mission, Münster).

Vor dem Hintergrund dieser Berichte wurde den Veranstaltungsteilnehmern im 2. Teil der Fachtagung unter dem Rahmenthema "Politische Programme - und was haben wir davon ?" Gelegenheit zur Diskussion mit einem geladenen Vertreter des BMJFFG gegeben. Er nahm anhand zweier aktueller Beispiele staatlicher Gesundheitspolitik - dem Gesetzentwurf der Bundesregierung zur Absicherung des Pflegerisikos und der Modellprogramminitiative zur Unterstützung des Ausbaus von Sozialstationen - zu den Hintergründen und Zusammenhängen politischer Positionen auf dem Gebiet der ambulanten Gesundheitsversorgung und der sozialen Dienste Stellung (RD R. Herweck, BMJFFG, Bonn). Diese Diskussion erwies sich insofern als besonders wichtig, weil die Verbindung zwischen Arbeitsalltag in Sozialstationen und Gesundheitspolitik i.d.R. sonst durch "Repräsentanten" (bspw. durch Vertreter der Berufsorganisationen oder Trägerverbände) hergestellt wird, wodurch (berufs-) praktisches Erfahrungswissen - wenn überhaupt - nur vermittelt Eingang in politisches Entscheidungen findet.

Wenn es als Ziel der Fachtagung "Berufsfeld Gesundheit" bezeichnet wurde, das Problemfeld der ambulanten Versorgung Pflegebedürftiger in einen umfassenden, gesamtgesellschaftlichen Zusammenhang zu stellen, dann hieß das angesichts der Vielfalt der Problemkomponenten in diesem Bereich und in der Kürze der zur Verfügung stehenden Zeit vor allem: Eine möglichst umfassende Sachinformation zum Thema, möglichst viele Denkanstöße zum Gesamtproblem "Ambulante Versorgung" geben, damit die Diskussion über die Hochschultage Berufliche Bildung hinaus weitergeführt wird.

Anmerkungen:

(1) BECKER, W., BERGMANN-KRAUSS, B.: Weiterbildungsmaßnahmen im Gesundheits- und Sozialwesen. In: BUNDESINSTITUT FÜR BERUFSBILDUNG (Hrsg.): Berichte zur beruflichen Bildung. Band 15. Berlin 1979.
NOACK, M., MEIFORT, B.: Materialien zur beruflichen Bildung im Gesundheitsbereich. Teil I: Fort- und Weiterbildungsmaßnahmen im Gesundheits- und Sozialbereich. In: BUNDESINSTITUT FÜR BERUFSBILDUNG (Hrsg.): Berichte zur beruflichen Bildung. Band 42. Berlin 1982.
BERGMANN-KRAUSS, B., SPREE, B.: Aus- und Weiterbildung im Gesundheitswesen. Ein Überblick über die Ordnungssituation in den nichtärztlichen Gesundheitsberufen. In: BUNDESINSTITUT FÜR BERUFSBILDUNG (Hrsg.): Berichte zur beruflichen Bildung. Band 26. Berlin 1980.
MEIFORT, B.: Die Regelungssituation in der Aus- und Weiterbildung zu nichtärztlichen Gesundheitsberufen. In: Berufsbildung in Wissenschaft und Praxis (BWP), 4/1980 sowie in: Deutsche Krankenpflegezeitschrift 7/1981.
KASTEN, M., WELLNER, R.: Stand und Entwicklungstendenzen im Gesundheitswesen. Die nichtärztlichen Gesundheitsberufe (Literaturanalyse). Berlin 1980 (Man.)
MEIFORT, B.: Entwicklungen im Gesundheitswesen erfordern Konsequenzen für die Anforderungen an die nichtärztlichen Gesundheitsberufe. In: BWP 4/1981, S. 10-13.
MEIFORT, B., PAULINI, H.: Das Berufsfeld Gesundheit. Entwicklungen, Probleme, Lösungsvorschläge. In: Gewerkschaftliche Bildungspolitik, 7/8/1983, S. 170-176.
MEIFORT, B.: Berufsschneidung im Berufsfeld Gesundheit unter dem Gesichtspunkt einer ganzheitlichen, patientenorientierten, kooperativen Gesundheitsversorgung. In: HOFFMANN, U. (Hrsg.) Berufsübergreifende Gruppenpraxen. Neue Formen medizinisch-psychosozialer Versorgung im ambulanten Bereich. Sonderforschungsbereich 101 der Universität München. München 1983, S. 85-94.
MEIFORT, B.: Welche globalen Entwicklungstendenzen sind im Berufsfeld der technischen Assistenten/Assistentinnen in der Medizin erkennbar ? In: VOIGT, H. (Hrsg.): perspektiven der Weiterbildung technischer Assistenten in der Medizin. (Tagungsergebnisse, Stellungnahmen, Beiträge). Reihe Uni HH Weiterbildung, Nr. 1. Hamburg 1984.
MEIFORT, B.: Bedingungen für eine ganzheitliche, patientenorientierte und kooperative Gesundheitsversorgung. In: BWP 1/1984, S. 14 ff.

MEIFORT, B., PAULINI, H.: Kooperation in der Gesundheitsarbeit erfordert neue Ausbildungsformen. In: Das Krankenhaus 1/1985, S. 18 ff.
MEIFORT, B., PAULINI, H.: Institutional, legal and educational conditions for interdisciplinary team work of allied health professions. In: LAASER, U., SENAULT, R., VIEFHUES, H. (hrsg.): Primary Health Care in the Making. Berlin/Heidelberg 1985.
MEIFORT, B.: Strukturen und Entwicklungen im Berufsfeld Gesundheit. Eine berufsbildungspolitische Analyse der Bedingungen und Grenzen für die Realisierung patientenorientierter, kooperativer Gesundheitsarbeit. In: GREINERT, W.-D. (Hrsg.): Lernorte der beruflichen Bildung. Frankfurt/New York 1985, S. 62-81.
MEIFORT, B.: Der Aspekt der Kooperation in einer ganzheitlichen, patientenorientierten Gesundheitsversorgung. In: VERBAND DER BESCHÄFTIGUNGS- UND ARBEITSTHERAPEUTEN (Hrsg.): Vortragssammlung der Jahresfachtagung des Verbandes der Beschäftigungs- und Arbeitstherapeuten. Karlsbad 1986.
MEIFORT, B.: Mädchen in "Frauenberufen" - am Beispiel des Berufsfeldes Gesundheit. In: INSTITUT FRAU UND GESELLSCHAFT (Hrsg.): Frauenforschung. Doppelheft 1/2, 1986, S. 54 ff.

(2) Sie stieg zwischen 1970 und 1980 von 439.067 auf 761.300 (d.i. 73 %). Vgl. STATISTISCHES BUNDESAMT (Hrsg.): Bevölkerung und Kultur, Heft 19. Wiesbaden 1974, S.68 (eigenes Berechnung) sowie MICROZENSUS 1980, 1-Prozent-Stichprobe (hochgerechnet). Bis 1982 stieg die Zahl der Erwerbstätigen im Gesundheitswesen erneut um 14 % auf 871.000. Vgl. STATISTISCHES BUNDESAMT (Hrsg.): Fachserie 1: Bevölkerung und Erwerbstätigkeit, Reihe 4.1.2. Stuttgart/Mainz 1983, S. 34. Bis 1984 stieg die Beschäftigtenzahl nochmals um 8 %; vgl. STATISTISCHES BUNDESAMT (Hrsg.): Statistisches Jahrbuch 1985, S. 104.

(3) Die Arbeitslosigkeit aller Erwerbstätigen stieg von 876.000 im Jahre 1980 auf 2.304.000 im Jahre 1985 (163 %); die allgemeine Arbeitslosenquote betrug im Jahre 1980 3.8 % und 1985 9.3 %. In den Gesundheitsberufen (einschl. der abhängig beschäftigten akademischen Berufe wie Ärzte u.a.m.) stieg die Arbeitslosigkeit im gleichen Zeitraum im Jahresdurchschnitt von 27.146 im Jahre 1980 auf 72.460 im Jahre 1985 (37.5 %). Vgl. BUNDESANSTALT FÜR ARBEIT (Hrsg.): Arbeitsstatistik 1985. In: Amtliche Nachrichten der Bundesanstalt für Arbeit (ANBA), Nürnberg 15.7.1986, S. 9, S. 40.

(4) Bei 69.359 Arbeitslosen im Jahresdurchschnitt 1984 und 942.000 Beschäftigten betrug die Arbeitslosenquote 7.4 %. Vgl. BUNDESANSTALT FÜR ARBEIT (Hrsg.): Arbeitsstatistik 1985, aaO, S. 40 sowie STATISTISCHES BUNDESAMT (Hrsg.): Statistisches Jahrbuch 1985, aaO, S. 104.

(5) Vgl. STATISTISCHES BUNDESAMT (Hrsg.): Fachserie 12, Reihe 5. Stuttgart/Mainz 1984, S. 21.

(6) Eine Untersuchung des BIBB über Berufsverläufe bei Erwerbspersonen in der Bundesrepublik ergab für das Gesundheitswesen, daß bspw. allein für die Krankenpflegeberufe von den Befragten 45 verschiedene Berufsbezeichnungen angegeben wurden. Vgl.: BAU, H.: Ausbildungs- und Beschäftigungsverhältnisse in den nichtärztlichen Gesundheitsberufen. In BUNDESINSTITUT FÜR BERUFSBILDUNG (Hrsg.): Berichte zur beruflichen Bildung. Band 63. Berlin 1983, S. 15.

(7) MEIFORT, B. (Hrsg.): Berufsfeld Gesundheit - Bedingungen und Realität psychosozialer Gesundheitsversorgung und kooperativer Arbeitsformen. Beiträge und Ergebnisse aus der Fachtagung BERUFSFELD GESUNDHEIT im Rahmen der HOCHSCHULTAGE BERUFLICHE BILDUNG 84 an der Technischen Universität Berlin. Berlin, Dezember 1984.

(8) MEIFORT, B., PAULINI, H.: Analyse beruflicher Bildungsinhalte und Anforderungsstrukturen bei ausgewählten nichtärztlichen Gesundheitsberufen. In: BUNDESINSTITUT FÜR BERUFSBILDUNG (Hrsg.): Berichte zur beruflichen Bildung. Band 76. Berlin 1984.

(9) Forschungsprojekt Nr. 4.046 des BIBB - MEIFORT, B.: Qualifikationsanforderungen und Fortbildungsangebote für Beschäftigte in ambulanten gesundheits- und sozialpflegerischen Diensten. Vgl. auch MEIFORT, B.: Ambulante Gesundheitsdienste stellen veränderte berufliche Anforderungen an die Gesundheitsberufe. In: BWP 4/1985.

(10) BUNDESARBEITSGEMEINSCHAFT DER FREIEN WOHLFAHRTSVERBÄNDE (Hrsg.): Gesamtstatistik der Einrichtungen der freien Wohlfahrtspflege. Bonn 1984, S. 31: von 23.655 auf 28.324 Beschäftigte.

(11) Vgl. hierzu den Beitrag von B. Meifort am Ende der Dokumentation.

2. Der Bedarf an ambulanten Diensten und die vorhandenen Hilfen. Eine kritische Bestandsaufnahme.

(Dr. W. Rückert)

Im Rahmen der Arbeiten des Kuratoriums Deutsche Altershilfe, dessen Aufgabe es ist, neue Wege in der Altenhilfe aufzuzeigen, sind wir durch unterschiedliche Forschungsergebnisse darauf aufmerksam gemacht worden, daß die Probleme der Versorgung pflegebedürftiger alter Menschen im häuslichen Bereich kumulieren: Man muß davon ausgehen, daß es im nichtstationären, häuslichen Bereich rund 2 Millionen Hilfe- und Pflegebedürftige gibt (1).

Meine erste These zu diesem Problemfeld lautet, daß wir mittelfristig infolge von ganz unterschiedlichen Einflüssen, auf die ich später noch zurückkommen werde, gar nicht darum herumkommen werden, den Bereich der ambulanten professionellen Hilfe ganz erheblich auszubauen. "Ausbau" bedeutet dabei nach meiner Auffassung eine Verdoppelung oder gar eine Verdreifachung des heutigen Bestands an ambulanten Versorgungsmöglichkeiten.

Ich will Ihnen diese These an einem vielleicht etwas abstrakt klingenden Beispiel verdeutlichen: der "Jahresarbeitszeit einer Normalarbeitskraft". Der Einstieg über diese Abstraktionsebene ist deswegen erforderlich, weil es bislang kaum wissenschaftlich abgesicherte Untersuchungen über die Arbeit in Sozialstationen gibt; gleichwohl sollen meine Anmerkungen dazu dienen, die Rahmenbedingungen der ambulanten Versorgung - also das, was etwa Frau Wienand später noch über die konkreten Arbeitsdedingungen in Sozialstationen berichten wird - näher zu beleuchten.

Um meine These von der Notwendigkeit des rigorosen Ausbaus der ambulanten Versorgung zu unterstützen, will ich mich jedoch nicht nur auf Vergleiche im Hinblick auf die "Jahresarbeitszeit einer Normalarbeitskraft" beschränken. Deutlich wird meine Forderung auch an einer Modellrechnung über "Pflegeminuten je Hilfebedürftigen", die ich Ihnen im Anschluß vorstellen möchte. Darüber hinaus möchte ich meine These anhand einiger Aussagen über die Bevölkerungsstruktur, die Entwicklung der Lebenserwartung, die Zunahme der Hochbetagten in unserer Gesellschaft (was sehr eng mit der Entwicklung der Lebenserwartung zusammenhängt), soziodemografische Daten der Heimbewohner auf der einen und die zu Hause lebenden Hilfs- und Pflegebedürftigen auf der anderen Seite, die Inanspruchnahme von Akutkrankenhäusern, sowie den Ausbau der stationären und der ambulanten Dienste im Vergleich zum europäischen Ausland, verdeutlichen.

2.1 Modellrechnung: Jahresarbeitszeit einer Normalarbeitskraft.

Die "Normalarbeitskraft" ist natürlich ein theoretisches Konstrukt, die es so - verständlicherweise - nicht gibt. Die "Normalarbeitskraft" dient als Berechnungsgrundlage; für die "Kommunale Gemeinschaftsstelle für Verwaltungsvereinfachung" liegt sie ebenso wie die Kenngröße "Jahresarbeitszeit" der Berechnung durchschnittlicher Arbeitszeiten zugrunde.

Wenn man davon ausgeht, daß das Jahr 52 Wochen zu je 40 Arbeitsstunden hat, so ergibt das eine Bruttojahresarbeitszeit von 2.080 Arbeitsstunden. Davon gehen Urlaubs- und Krankheitstage sowie sonstige Ausfallzeiten (z.B. Mutterschutz oder Fortbildung) ab. Übrig bleiben dann die sog. "Nettojahresarbeitsstunden" - das, was Beschäftigte konkret leisten können.

Hierbei kommt die "Kommunale Gemeinschaftsstelle für Verwaltungsvereinfachung", deren Veröffentlichungen ich die vorliegenden Daten entnehme, auf einen Wert von 1.670 Stunden. Nach Meinung von Fachleuten ist diese Berechnung eher optimistisch; als unteren Grenzwert werden von der "Kommunalen Gemeinschaftsstelle" 1.635 Nettoarbeitsstunden jährlich genannt. Daß selbst diese Zahlen noch zu hoch gegriffen sind, unterstreicht eine Untersuchung, die in den Staatlichen Altenpflegeheimen des Bundeslandes Hamburg gemacht wurde. Sie belegt, daß unter Berücksichtigung von etwa 2 % bis 2.3% der Arbeitszeit für Fortbildung tatsächlich nur noch 1.560 Stunden Nettojahresarbeitszeit veranschlagt werden können. Meines Wissens gibt es keine verläßliche Berechnungen tatsächlich anfallender Ausfallzeiten. Allerdings sind in dieser wie auch in den zuvor zitierten Berechnungen z.B. Überstunden, die im Bereich der Sozialstationen mehr als genug anfallen, nicht inbegriffen.

Wenn Sie jetzt die durchschnittlich im Jahr zur Verfügung stehenden 1.600 Arbeitsstunden jährlich auf 8-Stunden-Schichten verteilen, dann erhalten Sie etwa 200 Arbeitstage. Allerdings hat das Jahr 365 Tage - zumindest im Heimbereich müssen alle Leistungen auch samstags und sonntags sowie an Feiertagen sichergestellt werden. Aber auch für die Arbeit in den Sozialstationen halte ich eine solche Berechnung für realistisch, denn auch die zu Hause Lebenden haben am Wochenende und an Feiertagen ihre Bedürfnisse und Wünsche - obwohl m.E. genau hier die Schwachstelle der ambulanten Versorgung liegt, denn an diesen Tagen können Dienste häufig genug nicht zur Verfügung gestellt werden.

Doch zurück zur Berechnung: Nach der Modellrechnung können etwa 200 8-Stunden-Schichten jährlich geleistet werden. Für die Personalbemessung im Bereich der ambulanten pflegerischen Dienste gilt, das wissen Sie alle, die Meßzahl von 1 (Pflegeperson) zu 3.500 (Einwohner) - ein Verhältnis, das noch lange nicht erreicht ist; gegenwärtig jedenfalls hat man ungefähr von einem Verhältnis von 1 zu 5.000 auszugehen, obwohl sich dieses regional sehr unterschiedlich darstellen wird. Aber gehen wir für diese Modellrechnung zunächst einmal von der vorläufig angestrebten Berechnungsgrundlage 1 : 3.500 aus; dann ergeben sich, wenn man von 1.600 Nettojahresarbeitsstunden ausgeht, weniger als 30 Minuten Betreuungszeit jährlich, bezogen auf den einzelnen der zugrundgelegten 3.500 Einwohner. Ich halte diese Zahl für sehr aussagefähig, auch wenn nicht davon ausgegangen werden kann, daß jeder der 3.500 Einwohner auch tatsächlich Betreuung nachfragt.

Wenn ich diese Grunddaten zur Berechnung der täglich zur Verfügung stehenden Versorgungs- und Pflegezeit heranziehe, dann erhalte ich (1.600 Stunden mal 60 Minuten geteilt durch 365 Tage) ca. 270 bis 280 "Nettoarbeitsminuten", die pro Kalendertag (einschließlich Samstag und Sonntag) zur Verfügung stehen, um ambulante Pflege an dem Bezugspersonenenkreis auszuführen;das sind ziemlich genau 4,5 Stunden !

Aber bedeuten diese berechneten 4,5 Stunden auch, daß Hilfsbedürftige tatsächlich auch 4,5 Stunden gepflegt werden ? Von den zugrundegelegten 3.500 Einwohnern, die eine Fachkraft nach diesem Verhältnis versorgen soll, sind gegenwärtig ca. 19 % bis 20 % - in Zukunft jedoch weitaus mehr - über 60 Jahre alt; pro "Standardversorgungsgebiet" also etwa 700 ältere Menschen.

Aus den verschiedenen Sozialhilfestudien geht hervor, wieviele von diesen älteren Menschen Hilfe brauchen (3). Alle diese Untersuchungen kommen zu ähnlichen Ergebnissen, daß nämlich unter den ca. 700 Hilfsbedürftigen etwa 45 sind, die sich nicht selbständig versorgen können, 114, die sich nur mit fremder Hilfe versorgen können und 136 Personen mit potentieller Hilfebedürftigkeit. Wenn man jetzt davon ausgeht, daß auch unter den unter 60-jährigen Personen sind, die krank sind und der Hilfe bedürfen, wird es nicht zu hoch gegriffen sein, wenn man davon ausgeht, daß insgesamt unter den 3.500 Einwohnern je Standardversorgungsgebiet 200 bis 300 Kranke und Hilfebedürftige sind. Wir wissen, daß von ihnen nur ein kleiner Teil Hilfe von Sozialstationen in Anspruch nimmt - z.T., weil nicht genügend ambulante Hilfsangebote zur Verfügung stehen.

Setzt man diese Zahlen zueinander ins Verhältnis (auch unter Berücksichtigung der Tatsache, daß viele Hilfsbedürftige familiär versorgt werden), dann stehen rechnerisch jedem Hilfedürftigen in einem dieser Standardversorgungsgebiete täglich 1 Minute Versorgung durch eine Fachkraft zur Verfügung. Auch wenn dies nur errechnete Beispiele sind, verdeutlichen sie jedoch sehr genau, daß die Defizite in der ambulanten Versorgung auch mit einer Verdoppelung oder Verdreifachung des Personals nur marginal behoben werden können - die ambulante Versorgung könnte nämlich nur auf täglich 2 oder ggf. 3 Minuten angehoben werden. Auch Zweifel an den Verteilungsdaten, die dieser Berechnung zugrundeliegen, verringern das Ausmaß des Problems nicht: Selbst wenn die Anzahl der Hilfebedürftigen um die Hälfte niedriger wäre, stünden immer noch nur 2 Minuten Versorgungszeit täglich zur Verfügung.

Daß die ambulante Versorgung ausgebaut werden sollte, scheint mir hiernach unabweislich. Eine andere Frage ist, wie ausgebaut werden sollte, welche Berufsgruppen zur ambulanten Versorgung eingesetzt werden sollen, ob und ggf. in welchem Umfang die bestehenden Sozialstationen vergrößert werden sollten. Diese Fragen können naturgemäß von solchen Berechnungen nicht beantwortet werden; hier sind qualitative Untersuchungen gefragt wie etwa das Modellversuchsprogramm, von dem Herr Brandt später noch berichten wird.

2.2 Bevölkerungsstruktur und Entwicklung der Lebenserwartung

Zu den "qualitativen" Rahmenbedingungen der Arbeit in Sozialstationen gehört auch die Bevölkerungsstruktur und die Entwicklung der Lebenserwartung in unserer Gesellschaft. Meine These, die ich den nachfolgenden Ausführungen voranstellen möchte, lautet: Die Bevölkerungsentwicklung hat unser Pflege- und Versorgungssystem überrollt.

Die folgenden Schaubilder sollen meine These verdeutlichen helfen:

Übersicht 1: Altersverteilung in der Bevölkerung im Jahre 1910

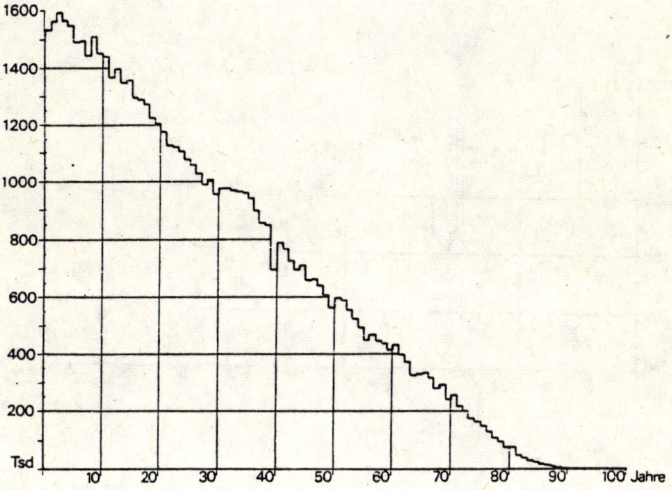

Wenn Sie sich bspw. die Altersverteilung der Bevölkerung im Deutschen Reich von 1910 betrachten - damals wurden die heute 75-jährigen geboren - dann werden Sie feststellen, daß diese Kurve das Bild einer extrem jugendlichen Gesellschaft mit Jahrgangsstärken von jeweils durchweg mehr als 1.2 Millionen Einwohnern in der Altersspanne von 0 bis 20 Jahren widerspiegelt. Wenn Sie sich die Jahrgangsverteilung aus dem Jahre 1910 weiterhin genau ansehen, werden Sie auch feststellen, daß die Einwohnerzahl über die Lebensaltersmitte hinweg kontinuierlich abnimmt, bis die Kurve am Ende nur noch einen verschwindend geringen Bevölkerungsanteil an 60-jährigen und Älteren ausweist. Ich möchte in diesem Zusammenhang darauf hinweisen, daß die Bevölkerungssituation im Deutschen Reich unmittelbar vor dem 1. Weltkrieg in ihrer Jahrgangsverteilung eine Ausnahme darstellt, die keineswegs dem "Normalfall" einer Gesellschaftsstruktur entspricht; allerdings ist die beinahe lineare Verteilung der Altersstufen so bemerkenswert, daß sie als markanter Ausgangspunkt für die im folgenden noch zu kommentierenden historischen Veränderungen gelten mag.

Übersicht 2: Altersverteilung der Bevölkerung im Jahre 1950

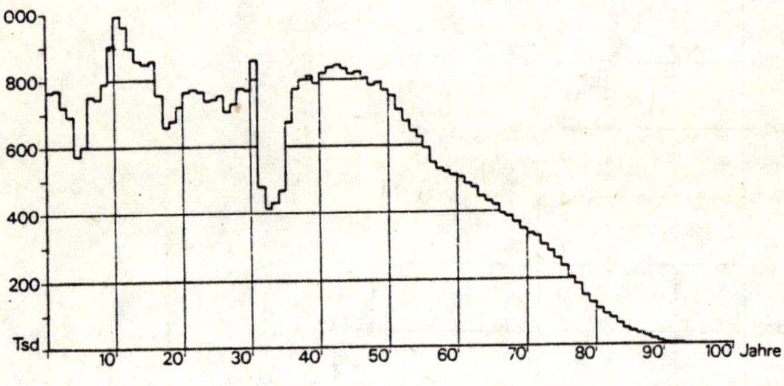

Im Jahre 1950 hatte sich die Altersverteilung in der Gesellschaft der Bundesrepublik bereits erheblich verändert; abgesehen von den auf dem o.a. Schaubild deutlich erkennbaren "epochalen Einschnitten" als Folgen des 1. und des 2. Weltkriegs geht aus der Übersicht 2 bereits eine deutlich erkennbare Zunahme an Einwohnern über 60 Jahren hervor.

Das Schaubild der Gesamtbevölkerung der Bundesrepublik aus dem Jahre 1982 (Übersicht 3) läßt diese beiden zentralen Strukturelemente der Bevölkerungsentwicklung noch deutlicher zutage treten; gleichzeitig mit dem deutlich erkennbaren Einbruch der Geburtenziffern während des 1. Weltkriegs auf fast die Hälfte (bei den 1982 63- bis 68-jährigen) ist der Bevölkerungs anteil der über 60-jährigen noch einmal nicht unbeträchtlich angewachsen.

Übersicht 3: Altersverteilung in der Bevölkerung 1982

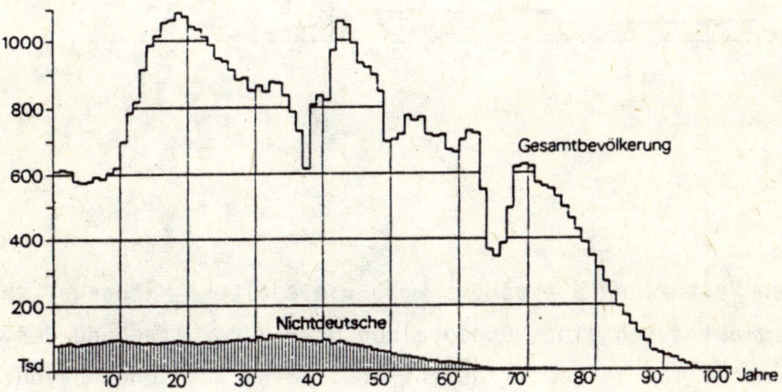

Betrachtet man nun die Projektion der voraussichtlichen Bevölkerungsentwicklung für das Jahr 2000, so wird sich der Anteil älterer Menschen in der Gesellschaft der Bundesrepublik noch einmal wesentlich erhöht haben; gleichzeitig ist der Anteil junger Menschen entscheidend zurückgegangen, so daß sich die Zusammensetzung der Gesellschaft in den nächsten 15 Jahren - verglichen mit dem heutigen Zustand, aber erst recht mit demjenigen von 1910 - völlig verändern wird: Das Verhältnis von alten zu jungen Menschen hat sich nach den ersten 50 Jahren des 20. Jahrhunderts beinahe in sein genaues Gegenteil verkehrt. Auf einen jungen Menschen kommen heute bereits - nach der

Übersicht 4: Altersverteilung der Bevölkerung im Jahre 2000

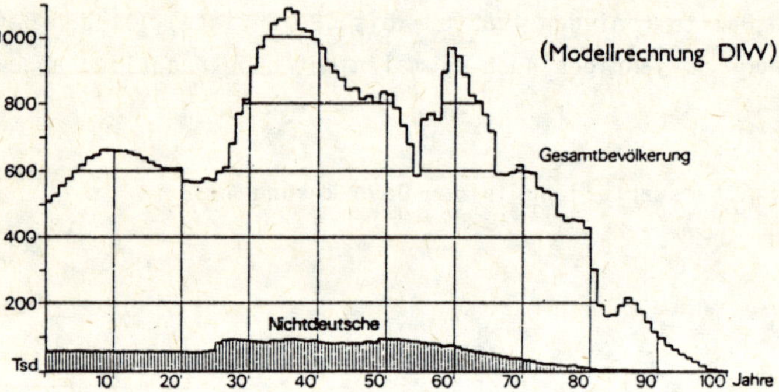

statistischen Verteilung betrachtet - so viele ältere Mitbürger, daß dieses Verhältnis selbst durch eine Verdoppelung oder Verdreifachung der Geburtenrate kaum wesentlich zu beeinflussen wäre; ganz abgesehen davon, daß die "Idealverteilung" von 1910 nie mehr erreicht werden kann.

Diese Entwicklung hängt eng mit der Zunahme der Lebenserwartung der Menschen insbesondere im vergangenen Jahrhundert zusammen (Übersicht 6). Nach der Sterbetafel der Jahre 1980/1982 erreicht ein neugeborener Junge in der Bundesrepublik im Durchschnitt ein Alter von 70.2 Jahren, ein neugeborenes Mädchen im Durchschnitt ein Alter von 76.9 Jahren. Dieser Abstand in der Lebenserwartung zwischen Männern und Frauen, der gegenwärtig fast sieben Jahre beträgt, hat sich in den vergangenen 100 Jahren fast verdoppelt.

Aber nicht nur die Lebenserwartung Neugeborener hat sich in den vergangenen 100 Jahren ständig erhöht, sondern auch die "fernere Lebenserwartung" aller Altersstufen: Während noch vor 80 Jahren die Menschen im Durchschnitt kaum älter als 70 Jahre wurden, haben sie heute mit 70 noch eine Lebenserwartung von zehn, zwanzig und nicht selten noch mehr Jahren.

Übersicht 5: Entwicklung der Zahl älterer Menschen in der Bundesrepublik

Entwicklung der Zahl älterer Menschen in der BRD

(Zahlen in 1.000)

Jahr / Alter	1950	1982	Modellrechnung 2000 *)		
			Lebenserwartung		
			konstant	fortgeschrieben	Alternativ-Rechnung **)
60 - 65	2.341	3.055	4.097	4.223	4.283
65 - 70	1.910	2.460	2.940	3.104	3.139
70 - 75	1.486	2.831	2.527	2.784	2.790
75 - 80	864	2.088	1.919	2.353	2.234
85 - 90	107	461	592	842	882
90 u.m.	7.102	12.228	13.094	14..543	14.777
Bevölkerung insgesamt	50.799	61.546	59.143	59.708	60.434

*) Modellrechnung DIW

**) Modellrechnung des BMI 1986.
Vgl. STATISTISCHES JAHRBUCH 1986, S. 67 sowie Fachserie 1, Reihe 1 (1984), S. 245

Diese Entwicklung ist für die Altenhilfe insgesamt, insbesondere aber für Konzepte ambulanter Versorgung und Pflege älterer und alter Menschen von grundlegender Bedeutung. Auslösender Faktor für die Zunahme der (ferneren) Lebenserwartung ist einerseits der starke Rückgang der Säuglingssterblichkeit, andererseits die Verbesserung der medizinischen Versorgung und der Bevölkerungshygiene. In welchem Ausmaß die fernere Lebenserwartung in den vergangenen Jahren zugenommen hat, läßt sich aus Untersuchungen, die in der Schweiz vorgenommen wurden, ableiten (4); gleichzeitig weisen diese Studien aber auch nach, daß die durchschnittliche Lebenserwartung in der Bundesrepublik erkennbar geringer ist als in der von den soziodemografischen Rahmenbedingungen her durchaus vergleichbaren Schweiz: Im Jahre 1980 hatten beim Eintritt in das Rentenalter die damals 65-jährigen Frauen eine fernere

Übersicht 6: Lebensalter und fernere Lebenserwartung 1980/1982

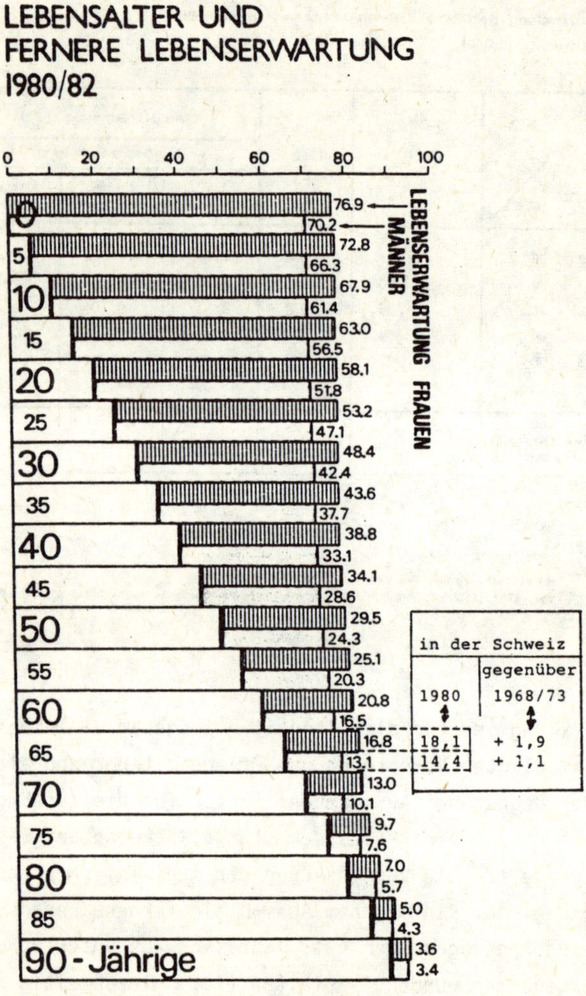

Lebenserwartung von 18.1 Jahren, Männer von 14.4 Jahren. Demgegenüber ist bspw. die fernere Lebenserwartung von Frauen zum gleichen Zeitpunkt um drei Jahre geringer, liegt also bei etwa 15 Jahren.

2.3 Auswirkungen der verlängerten Lebenswartung

Wenn man die Entwicklung der (ferneren) Lebenserwartung der 65-jährigen einmal etwas genauer untersucht - genauer jedenfalls, als dies die üblichen Statistiken zu tun pflegen, für die der "nicht mehr arbeitsfähige 65-jährige" nicht mehr interessant genug ist - so ergibt sich bei einer Unterteilung der älteren Be-völkerung in 5-Jahres-Gruppen folgendes Bild:

Zwischen 1950 und 1982 ist die Gesamtbevölkerung der Bundesrepublik um 21 % angestiegen, also um fast genau ein Fünftel; der Anteil der 60- bis

Übersicht 7: Wachstum älterer Bevölkerungsgruppen 1950 - 1985

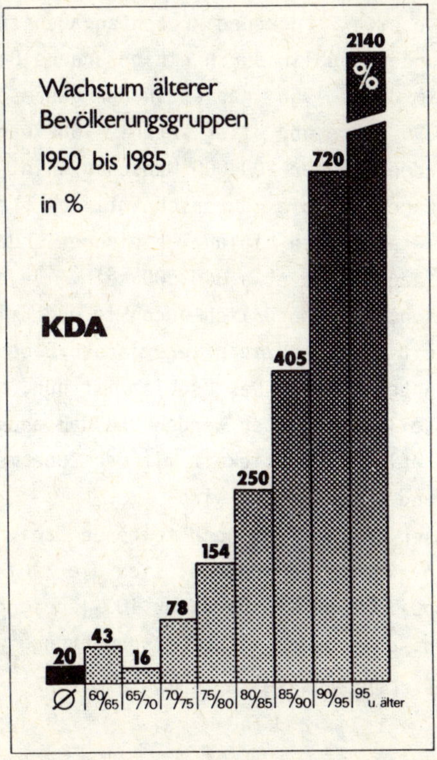

65-jährigen bzw. der 65- bis 70-jährigen in fast genau dem gleichen Umfang. Aber schon der Bevölkerungsanteil der 70- bis 75-jährigen ist im Zeitraum von 1950 bis 1982 um mehr als 90 % gestiegen, derjenige der 75- bis 80-jährigen um 142 % und der Anteil der 90- bis 95-jährigen hat sich im gleichen Zeitraum sogar versechsfacht (605 %). Diese Altersverteilung wird sich, das kann man auf der Grundlage von Schätzungen der künftigen Bevölkerungsentwicklung bereits heute sagen, bis zur Jahrtausendwende noch einmal wesentlich zugunsten älterer und alter Menschen verändern.

Bis vor kurzem nahm die Bundesregierung an, daß ihre auf konstante Lebenserwartung beruhende Bevölkerungsrechnung richtig sei. Dies hat sich inzwischen als eine Fehlannahme erwiesen. Das neue statistische Jahrbuch korrigiert die Zahl des Bevölkerungsberichtes der Bundesregierung bereits um 1 Million auf 14.1 Million über 60-jährige im Jahr 2.000 nach oben. Noch wahrscheinlicher ist, daß in 14 Jahren bis zu 10 % mehr über 60-jährige in der Bundesrepublik leben, als die Bundesregierung bis vor kurzem erwartet hat.

Ich will versuchen, diese etwas trockenen Prozentangaben zur Entwicklung der Altersgruppen in der Bundesrepublik durch einige andere Daten etwas anschaulicher zu machen. Im Jahre 1950 gab es in der gesamten Bundesrepublik 18.000 Menschen, die 95 Jahre und älter waren; 1982 waren es bereits 150.000. Im Jahre 2000 werden es über 200.000 Menschen sein, die älter als 95 Jahre alt sind, und wenn sich die durchschnittliche Lebenserwartung weiterhin so entwickelt, wie es sich bislang abzeichnet, dann werden es aller Wahrscheinlichkeit nach sogar etwa 340.000 sein. An dieser Stelle möchte ich darauf hinweisen, daß natürlich auch Sie und mit Ihnen die Weiterentwicklung gesundheits- und sozialpflegerischer Dienste an dieser rapiden Entwicklung einen Anteil haben. Das Problem ist nun, daß einerseits die Menschen in unserer Gesellschaft älter werden und daß andererseits der Zeitraum der Hilfe- und Pflegebedürftigkeit mit der Zunahme der durchschnittlichen Lebenserwartung immer größer wird.

Zur Verdeutlichung dieser Entwicklung noch folgende Zahl: Im Zeitraum von 1965 bis 1985, also in zwanzig Jahren, hat sich die Zahl der über 100-jährigen verneunfacht, wobei der Anteil der über 100-jährigen Frauen aufgrund der für Frauen typischen längeren Lebenserwartung wiederum sehr deutlich über demjenigen der Männer liegt.

Die Aussagefähigkeit dieser Entwicklungsdaten ist jedoch, bezogen auf Planung und Entwicklung ambulanter Pflege und Versorgung, relativ eingegrenzt. Nach meiner Einschätzung müssen sie durch eine Gegenüberstellung des Anteils jüngerer Menschen in unserer Gesellschaft ergänzt werden, um Chancen und Möglichkeiten vorgelagerter oder ergänzender familiärer Hilfen einschätzen zu können (Übersicht 8). So kamen vor 100 Jahren auf einen 75-jährigen 79 Menschen, die jünger als 75 Jahre waren. Bis heute hat sich dieses Verhältnis grundlegend verändert: Auf einen Menschen im Alter von 75 oder mehr Jahren entfallen heute nur mehr 12 die jünger als 75 Jahre sind. Wie Sie aus der Übersicht 8 leicht ableiten können, würde selbst eine Verdoppelung der gegenwärtigen Geburtenrate zu einer Altersverteilung führen, wie sie noch für die Zeit vor dem 1. Weltkrieg kennzeichnend war.

Übersicht 8: Entwicklung des Verhältnisses älterer und jüngerer Menschen seit 1890

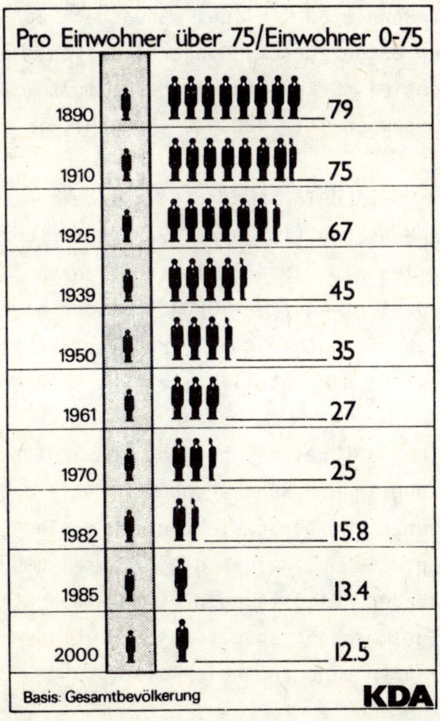

Wie Sie alle wissen, steigt mit zunehmendem Alter auch die Krankheitsanfälligkeit der Menschen; dies läßt sich - obwohl diese Erkrankungsform insgesamt im Rückgang begriffen ist - sehr gut am Beispiel des "Schlaganfalls" verdeutlichen (vgl. Übersicht 9): Bei den über 85-jährigen Männern erkrankten im Jahre 1950 23 von 1.000 (bei Frauen 22) an Schlaganfall. Wenn Sie berücksichtigen, daß sich der Bevölkerungsanteil der 85-jährigen seither beinahe verfünffacht hat, dann ist es einleuchtend, davon auszugehen, daß sich auch die Häufigkeit der Erkrankung an Schlaganfall vervielfacht hat.

Ähnlich sieht es im Bereich der Versorgung und Pflege psychisch Erkrankter und Gestörter bzw. dementiell erkrankter älterer Menschen aus. Im Alter von 65 bis 69 Jahren ist der Anteil solcher Erkrankungen noch relativ gering; in den folgenden fünf Jahren steigt er bereits auf 5 % bis 9 %, bis er bei den über 90-jährigen einen Wert von über 30 % erreicht hat. Natürlich bedeuten diese Werte auch, daß etwa 70 % der über 90-jährigen nicht demetiell erkrankt und durchaus im Vollbesitz ihrer sozialen Kompetenzen sind. Es ist schwierig, vorherzusagen, ob und in welchem Umfang sich diese Verteilung in Zukunft verändern wird. Blickt man jedoch auf der Grundlage der bis heute vorliegenden Daten zurück, so ergibt sich, daß man für das Jahr 1950 von 400.000 dementiell Erkrankten ausgehen mußte. 1985 hatte sich ihre Zahl schon mehr als verdoppelt: 900.000 - obwohl die Zahl jüngerer Menschen kaum gewachsen ist.

Auf der Grundlage der SOCIALDATA-Studie (5) ist bekannt, daß etwa 1.8 Millionen pflegebedürftige Menschen (im Jahre 1978) unterschiedlicher Pflegebedürftigkeit zu Hause leben. Diese Zahl wird sich bis heute bereits wesentlich erhöht haben und sich - auf der Grundlage der bereits vorgetragenen Schätzungen - in Zukunft noch einmal erhöhen: Trotz rückläufiger Gesamtbevölkerungszahlen wird der Anteil Hilfe- und Pflegebedürftiger in der Bundesrepublik anwachsen.

Diese Annahmen beruhen nur auf relativ gesicherten Schätzungen der künftigen Bevölkerungsentwicklung in der Bundesrepublik. Alle anderen möglichen Einflußgrößen sind hier noch nicht berücksichtigt. Es sind jedoch gesellschaftliche Konstellationen denkbar, welche die Klientel ambulanter gesundheits- und sozialpflegerischer Dienste noch einmal wesentlich anwachsen lassen würden; in diesem Zusammenhang spielt das Problem der Re-Integration ehemaliger Psychiatriepatienten eine zentrale Rolle.

Übersicht 9: Erkrankungshäufigkeit im Alter nach Erkrankungsformen

Der Schlaganfall *)
Jährliche Incidence-Rate **) je 1.000 Bewohner

Alter	Männer	Frauen
0 - 19	-	-
20 - 49	0,1	0,1
50 - 54	0,5	0,8
55 - 59	1,4	1,2
60 - 64	3,2	2,0
65 - 69	4,6	3,4
70 - 74	9,7	5,7
75 - 79	13,1	11,1
80 - 84	17,7	17,0
85 und mehr	23,3	22,6

*) In England und Wales Hauptursache für schwere Behinderung in 24 % der Fälle, i.e. ca. 130.000 bei einer Gesamtbevölkerung von 49.2 Millionen

**) Vgl. STEVENS & AMBLER: The Incidence and Survival of Stroke Patients. In: Age and Aging 11/1982, S. 266 ff

2.4 Soziodemografie der Heimbewohner

Wie Sie vielleicht wissen, beträgt die Anzahl älterer Menschen in Heimen gegenwärtig 400.000 bis 500.000: So viele Menschen leben in Altenwohnheimen, Alten- und Pflegeheimen; diese Zahl entspricht - von Bundesland zu Bundesland natürlich unterschiedlich - etwa 4 % bis 5 % der Altersbevölkerung. Wie Sie der Übersicht 10 entnehmen können, lebt die ganz überwiegende

Mehrzahl alter Menschen zu Hause, auch im hohen und höchsten Lebensalter. Dies gilt auch dann, wenn man die in der Übersicht 10 nicht berücksichtigten Alten hinzuzählt, die in reinen Wohneinrichtungen leben.

Übersicht 10: Bevölkerung und Zahl der Bewohner von Alten- und Pflegeheimen im Jahre 1982

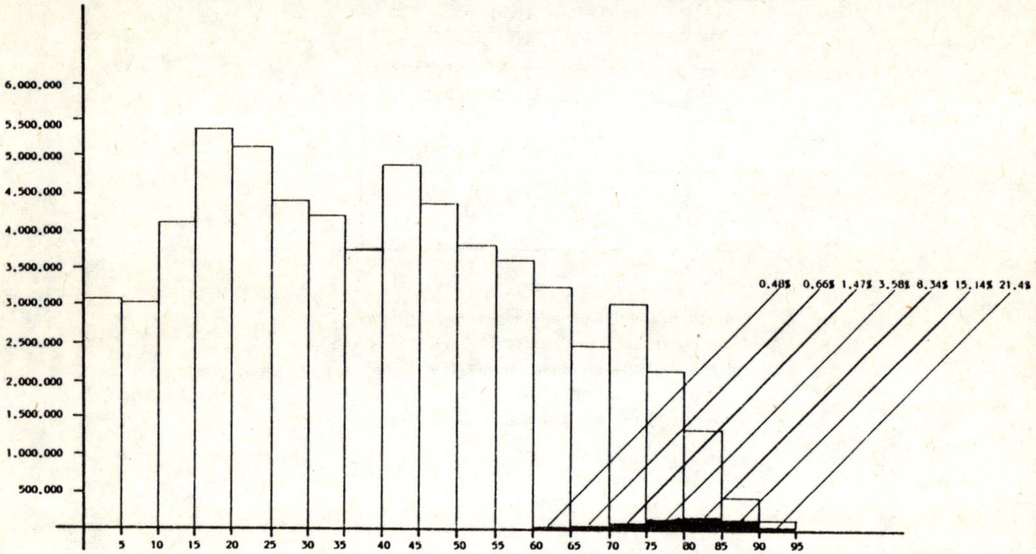

Aus statistischen Unterlagen, die mir aus Bayern vorliegen (6), geht hervor, daß der Anteil der Heimbewohner, verglichen mit der "Wohnbevölkerung" gleichen Alters und gleichen Geschlechts, bei den 65- bis 70-jährigen Frauen im Jahre 1974 "nur" 1 % betrug.

Von den 70- bis 75-jährigen lebten 2.6 % in Heimen - bis der Prozentanteil bei den über 85-jährigen 21.4 % erreicht. Wenn man nun den Zuwachs alter Menschen in Rechnung stellt und weiterhin - auf der Grundlage der Zahlen aus Bayern - davon ausgeht, daß jede fünfte alte Frau in einem Heim lebt bzw. leben wird, dann ist der künftige Bedarf auch an stationären Leistungen deutlich erkennbar.

Diese Einschätzung wird auch durch die folgenden Zahlen unterstrichen: Betrachtet man die Entwicklung bei der Heimunterbringung alter Menschen zwischen 1974 und 1983 (also in einem Zeitraum von etwa 10 Jahren), so hat der Anteil der in Heimen untergebrachten 65- bis 70-jährigen Frauen von 1 % im Jahre 1974 geringfügig auf 0.9 % im Jahre 1983 abgenommen; ebenso beiden 70- bis 75-jährigen: Im Jahre 1974 waren es 2.6 %, 1983 waren es "nur" noch 2.2 %. Dieser hier prozentual bemessene Rückgang bei den in Heimen untergebrachten alten Frauen hält auch in den Altersstufen der 75- bis 80- und der 80- bis 85-jährigen an. Nur bei den über 85-jährigen ist ein leichter Anstieg von (1974) 21 % auf (1983) 23 %, so daß zwar insgesamt von einem Zuwachs der Heimbewohnerinnen ausgegangen werden muß, der jedoch nach Altersstufen sehr differenziert betrachtet werden muß. Mit anderen Worten: Die Altersstruktur der Heimbewohner hat sich (zumindest am Beispiel des Bundeslandes Bayern) tiefgreifend verändert: Die Zahl der sehr alten Menschen ist sehr viel stärker angestiegen als die der übrigen Altersgruppen in Heimen. Diese Entwicklung erfordert für Überlegungen im Hinblick auf Versorgung und Pflege alter Menschen - sei sie nun ambulant oder stationär - nicht nur eine sehr differenzierte Analyse, sondern auch eine sehr differenzierte Vorgehensweise.

Im übrigen wiederholt sich das Bild der Unterbringung von Frauen in Heimen auch bei den Männern; allerdings ist die absolute Zahl der Heimbewohnerinnen doppelt so hoch wie die der männlichen Heimbewohner - und zwar in allen Altersstufen.

Insgesamt kann die oben skizzierte Entwicklung bei der Heimunterbringung alter Menschen auch so interpretiert werden: Alte Menschen bleiben länger in ihrer häuslichen Umgebung, als dies noch vor wenigen Jahren der Fall war (eine Entwicklung, die sich im übrigen auch in der Belegungsquote der Heime in der Bundesrepublik niederschlägt). Nur bei den über 85-jährigen läßt sich, wie oben dargestellt, eine leichte Zunahme bei der Heimunterbringung feststellen. Aus diesem Szenario ergibt sich aber auch, daß immer mehr alte Menschen tendenziell nach ambulanter Versorgung nachfragen werden.

Bezogen auf die Zahlen, die mir aus Bayern vorliegen, heißt das konkret, daß zwischen 1974 und 1983 etwa 6.000 alte Menschen weniger in Heime gegangen sind (ganz abgesehen davon, ob ihnen auch entsprechende Heimplätze offengestanden hätten). Diese grundsätzlich begrüßenswerte Entwicklung muß jedoch dort kritisch hinterfragt werden, wo es um die ambulante Versorgung dieser alten Mitbürger geht: Die Tatsache, daß 6.000 Alte im Jahre 1983 länger als bis dahin üblich zu Hause gelebt haben, heißt ja noch nicht, daß ihnen dort die für sie u.U. erforderliche (ambulante) Hilfe und Pflege zur Verfügung gestanden hat. Bei der gegenwärtigen Besetzung und Ausstattung der Sozialstationen in der Bundesrepublik sind hier allerdings Zweifel angeraten.

Betrachtet man nun den Familienstand der Heimbewohner genauer, so ergibt sich folgendes Bild: Auf der Grundlage einer Studie, die 1974 in Baden-Württemberg durchgeführt wurde (7), zeichnete sich ab, daß der Anteil verwitweter oder geschiedener Frauen relativ gering ist (bei Männern entspr. der höheren Sterblichkeitsrate noch geringer; vgl. Übersicht 11); bei ledigen Frauen beträgt er allerdings das Zwölffache.

Im Lebensplan eines Ledigen kann es eine Rolle spielen, daß er sich eher darauf einstellt, ins Heim gehen zu "müssen". Es kann aber auch sein, daß er von seiten der ambulanten Versorgung oder aus dem familiären Umfeld nicht genügend Hilfe bekommt, um weiterhin zu Hause wohnen zu können; wahrscheinlich spielen beide Faktoren eine entscheidende Rolle für diese Entwicklung.

Der Unterschied zwischen verwitweten Frauen und Männern, wie er sich aus der Übersicht 11 ergibt hängt nicht nur mit der bekannten höheren Morbiditätsrate von Männern im Alter zusammen; vielmehr sind im Alter sehr viel mehr Männer als Frauen noch verheiratet.

Übersicht 11: Anteil der Heimbewohner an der Wohnbevölkerung gleichen Alters, Geschlechts und Familienstandes. (Bayern 1974 und 1983)

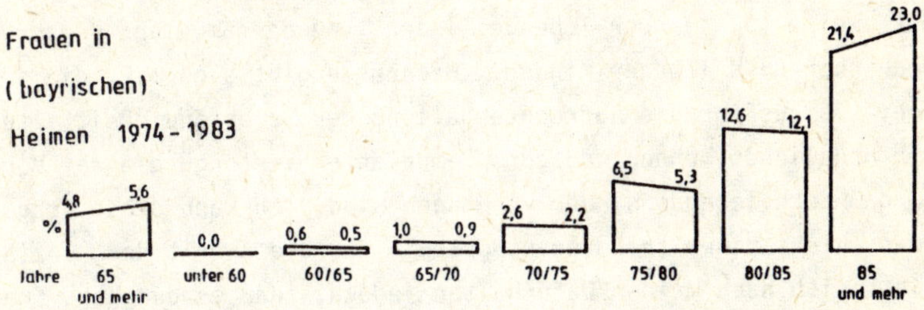

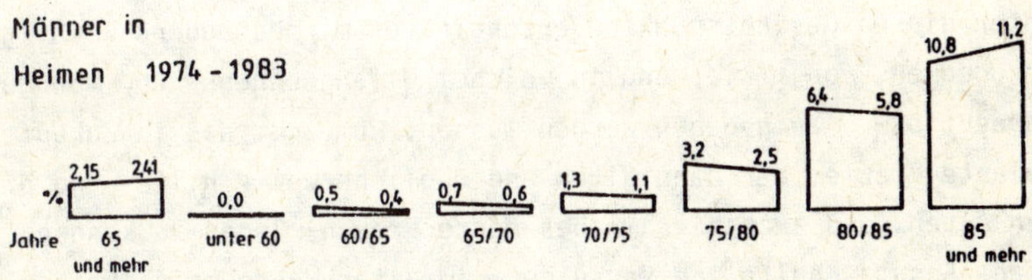

Wie stellt sich dieses hier nur grob skizzierte Verhältnis der Hilfe- und Pflegebedürftigen nun für den Bereich der ambulanten Versorgung dar ? Da keine Vergleichzahlen für die oben getroffenen Aussagen aus Baden-Württemberg oder Bayern vorliegen, muß ich für die folgenden Ausführungen auf Unterlagen zurückgreifen, die mir aus Hannover bzw. Braunschweig vorliegen. Auf dieser Grundlage ist es natürlich nicht möglich, ein repräsentatives Bild der Versorgung und Pflege alter Menschen für die Bundesrepublik zu zeichnen; allerdings umreißen diese disparaten Zahlenangaben m.E. die Schwerpunkte des Problemfeldes "Ambulante Versorgung" sehr einprägsam: Im Bereich der ambulanten Versorgung ist der Anteil der Ledigen sehr viel niedriger als in den Heimen. Sehr viel weniger der Heimbewohner waren verheiratet; unter denjenigen, die (in Hannover) von Sozialstationen versorgt werden, ist beinahe ein Viertel verheiratet; bei den Verwitweten und

Geschiedenen ist es ziemlich ähnlich.

Interessant erscheint mir nun die Frage: Wer von den in Heimen bzw. zu Hause lebenden alten Menschen hat lebende Kinder ? Von den Heimbewohnern (hier greife ich auf eine Untersuchung in Braunschweig zurück) hat etwa jeder zweite (52 %) noch lebende Kinder. Von den ambulant Versorgten hatten jedoch noch 85 % lebende Kinder. Hieraus ergibt sich m.E. die interessante Frage, ob es für die Aufrechterhaltung der Selbständigkeit alter Menschen durch häusliches Wohnen und ggf. ambulanter Versorgung eine Voraussetzung ist, daß noch lebende Kinder vorhanden sind. Ich kann diese Frage in diesem Rahmen nicht hinreichend beantworten - für die Arbeit der Sozialstationen ergibt sich nach meinem Dafürhalten jedoch, daß es durchaus fraglich ist, ob sie denjenigen alten Menschen, die keine lebenden Kinder mehr haben, genügend Hilfe anbieten können.

Unter diesen Gesichtspunkten erscheint es mir besonders wichtig, darüber nachzudenken, ob, wie und in welchem Umfang Lebens- und Wohngewohnheiten verändert bzw. aufgegeben werden müssen, um z.B. das in Zukunft besonders virulente Problem der dann alten und möglicherweise hilfe- und pflegebedürftigen Alten (und auch hier insbesondere Frauen) lösen zu können. Als einen ersten Ansatz halte ich Versuche, im Alter Wohngemeinschaften mit etwa gleichaltrigen Freunden oder Bekannten einzugehen, für durchaus begrüßenswert. Gegenwärtig allerdings weist die Statistik aus, daß die Zahl der Einpersonenhaushalte weiter ansteigt und nur etwa 1% der älteren Bevölkerung gegenwärtig in freien Lebensgemeinschaften lebt; funktionierende Wohngemeinschaften gibt es nur sehr wenige.

2.5 Inanspruchnahme von Akutkrankenhäusern zur Versorgung erkrankter alter Menschen

Wie der Übersicht 12 entnommen werden kann, mußten bspw. von 3 Millionen Kindern im Alter von bis zu 5 Jahren 500.000 einmal (1984) im Jahr ins Akutkrankenhaus. Die Einweisungshäufigkeit sinkt bis zum mittleren Lebensalter erkennbar ab, um danach langsam wieder anzusteigen, bis sie bei den 65-jährigen und Älteren im Verhältnis zu ihrer Gesamtzahl erheblich ansteigt.

Übersicht 12: Einweisungen in Akutkrankenhäuser nach Lebensalter und Bevölkerungszahl

	Erstbelegung	Mehrfach in 1000	Entlassung nach Hause	Pflege/Reha
0 - 6	654	114	730	8
6 - 18	948	143	1056	8
18 - 45	2730	603	3193	23
45 - 60	1169	558	1521	51
60 - 65	381	275	564	30
65 +	1488	956	1992	102
			9130	222

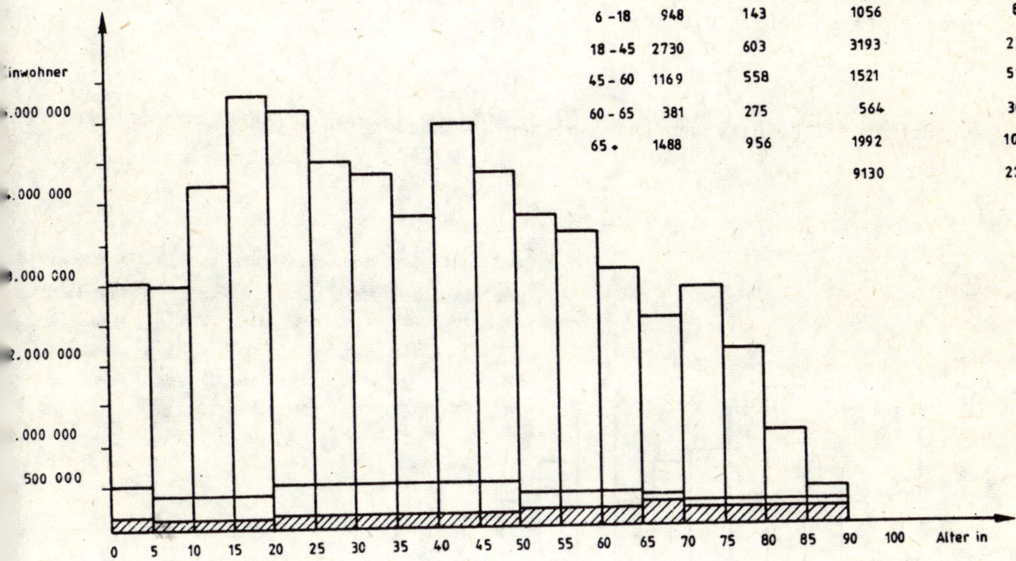

Vor allen Dingen steigt mit höherem Lebensalter der Anteil derjenigen, die im Laufe eines Jahres zweimal oder mehrfach in ein Krankenhaus eingewiesen werden. Insgesamt sind es bei den über 65-jährigen 1.5 Millionen von den etwas mehr als 8 Millionen über 65-jährigen überhaupt, die auf einen Krankenhausaufenthalt angewiesen waren (immer: 1984). Davon waren fast 1 Million zweimal im Krankenhaus. Nun ergibt sich aus einer solchen Verteilung die Frage: Wohin gehen diese Menschen im Anschluß an ihren Krankenhausaufenthalt ? Jedenfalls haben Sozialstationen nach dieser Statistik für ihre ambulante Versorgung und Pflege mit etwa 2 Millionen Entlassungen jährlich in die häusliche Umgebung zu rechnen.

Für eine solche Einschätzung des Umfangs der potentiellen Klientel für die Versorgung durch Sozialstationen ist es wichtig, nach dem Grad der Hilfebedürftigkeit zu unterscheiden; hierzu verweise ich auf die Übersicht 12 (8); aus ihr geht hervor, daß selbst in den höchsten Altersstufen der Anteil von Menschen mit voller Kompetenz noch erstaunlich hoch ist. Auch diejenige Gruppe, die sich durch "Hilfsbedürftigkeit" auszeichnet, bedarf mit Sicherheit keiner dauernden, sondern lediglich einer eingeschränkten oder zeitlich befristeten Hilfe.

Übersicht 13: Bevölkerung und Zahl der Hilfsbedürftigen (1982)

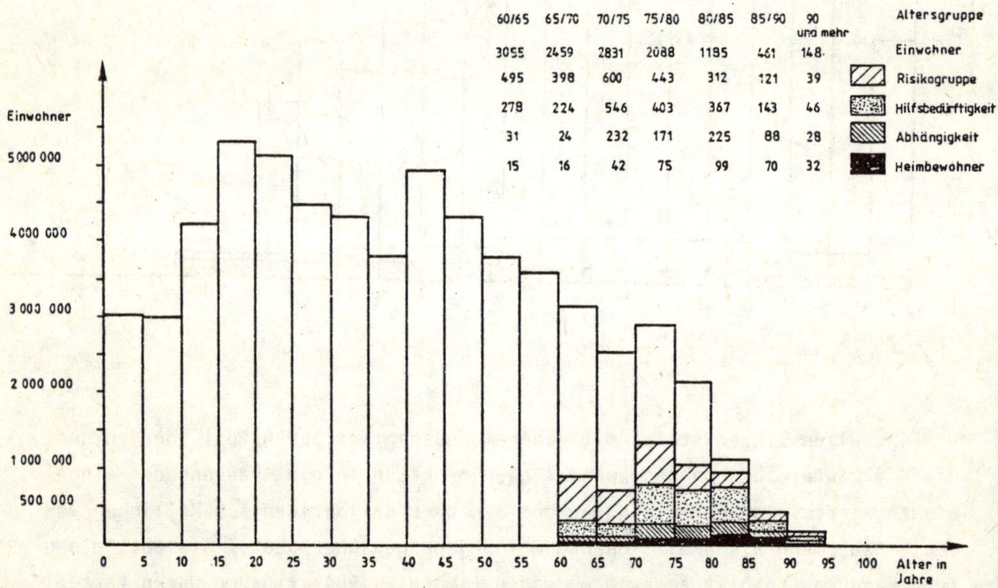

Bevölkerung und Zahl der in Heimen und zu Hause lebenden Hilfsbedürftigen 1982

Berechnet nach den Ergebnissen der Studie von Garms-Homolova, Vjenka und Hütter, Ulrike: Motorische Leistungsfähigkeit und motorische Behinderungen 60- bis 90jähriger Großstadtbevölkerung. In Zeitschrift für Gerontologie 16/1983 S260/269

- Erst bei den über 85-jährigen steigt der Anteil der nur noch stationär zu Versorgenden deutlich an. Alle übrigen alten Menschen leben zu Hause bzw. in häuslicher Umgebung. Wir wissen aber auch, daß nur ca. 12 % aller zu Hause lebenden alten Menschen Hilfe durch Sozialstationen in Anspruch nehmen. Das hat sicherlich viele Gründe; ich will an dieser Stelle nur die möglicherweise grundsätzlich problematische Akzeptanz der Sozialstationen als Versorgungs- und Hilfseinrichtung und den ganz unterschiedlichen Grad des Ausbaus eines Netzes von Altenpflegeheimen einerseits und der Sozialstationen andererseits anführen.

2.6 Vergleich des Systems der Altenhilfe und Altenpflege in der Bundesrepublik mit ausgewählten Staaten der Europäischen Gemeinschaft.

In der Bundesrepublik stehen gegenwärtig etwa 350.000 Altenheim- und Pflegeplätze zur Verfügung; hinzu kommen noch etwa 110.000 Wohnheimplätze. Wie unser Hilfesystem aussähe, wenn wir es ebenso stark ausgebaut hätten wie z.B. die Schweiz, Dänemark oder die Niederlande, kann der nachfolgenden Übersicht 14 entnommen werden. Hätten wir eine Versorgungsrate bei Heimplätzen wie etwa Dänemark, dann stünden uns nicht 350.000, sondern 532.000 Altenheim- und Pflegeplätze zur Verfügung; noch mehr wären es, hätten wir eine Versorgungsrate wie in der Schweiz oder in den Niederlanden. Diese Länder sind auch im personellen Bereich der Altenhilfe wesentlich besser ausgestattet als dies in der Bundesrepublik der Fall ist. Ebenso gibt es in diesen Vergleichsländern bedeutend mehr familienentlastende teilstationäre Hilfen (Tagesheimpflegeplätze) pro Kopf der Bevölkerung als bei uns. Diese, wenn man so will, quantitative Rückständigkeit sagt jedoch nichts über die Qualität der tatsächlich gewährten Versorgung aus. Gerade qualitativ könnten teilstationäre Hilfsangebote in Zukunft eine große Bedeutung erhalten, insbesondere dann, wenn die Versorgungsarbeit von Sozialstationen dazu führen wird, daß Tagesheimpflegeplätze und vielleicht auch Kurzzeitpflege zum mehr oder weniger integrierten Bestandteil ambulanter Hilfe für alte

Menschen werden. Wie nicht anders zu erwarten war, liegt die Bundesrepublik auch im Hinblick auf die Beschäftigung von Vollzeitkräften in ambulanten Diensten gegenüber den europäischen Vergleichsländern deutlich zurück. Hier schließt sich m.E. der Kreis zu dem, was ich Ihnen zu Beginn über Jahresarbeitszeit und Pflegeminuten je Hilfebürftigem versucht habe zu erläutern: Gerade aus dem Vergleich mit den Hilfesystemen der Nachbarländer läßt sich deutlich ableiten, daß das Altenhilfe- und Versorgungsystem - insbesondere im ambulanten Bereich - bei weitem zu wenig ausgebaut ist. Allerdings möchte ich auch darauf hinweisen, daß ein noch so starker Ausbau des professionellen (ambulanten) Hilfe- und Pflegesystems nicht bedeutet, daß dadurch gleichzeitig den bislang versorgenden Familien Belastungen in nennenswertem Umfang genommen würden: Der Hauptanteil der Belastungen wird weiterhin bei den Familien verbleiben.

Familien - auch darauf möchte ich hinweisen - leisten heute wesentlich mehr als noch etwa vor 30 Jahren für die häusliche Pflege und Versorgung alter Menschen. Der These, daß die Familienangehörigen "pflegeunwillig" geworden seien, möchte ich energisch widersprechen; sie stimmt nicht. Gleichzeitig bedürfen Familien bei der Pflege und Versorgung hilfsbedürftiger Familienangehöriger viel mehr Unterstützung durch ambulante Dienste, durch teilstationäre Dienste, durch Kurzzeitpflege, durch fachliche Beratung. Allerdings bedeutet dieser absehbare Zuwachs an Aufgaben für die sozialen Dienste auch, daß wesentlich mehr als bislang für (fachübergreifende) berufliche Fort- und Weiterbildung getan werden muß. Ohne derartige Maßnahmen werden die Beschäftigten in diesem Bereich nicht in der Lage sein können, die für sie anwachsenden Aufgaben zu erfüllen.

Darüber hinaus ist auch daran zu denken, daß bereits ein kleiner Teil der jährlich in den stationären Bereich investierten Mittel, würde er den Sozialstationen, der ambulanten Versorgung überhaupt zufließen, für die Arbeit in diesem Bereich einen erheblichen Gewinn bedeuten würde. Derartige "Umlenkungen" sind jedoch Fragen gesellschaftlicher Werte und letztendlich politischer Entscheidungen, die analytisch, zumal von der Makroebene her, schwer zu beeinflussen sind.

In der Tat ist es ein wesentlicher Gesichtspunkt, sich zu vergewissern, welche Interessen im Zuge des Aufbaus unseres Gesundheitssystems, so, wie

Übersicht 14: Altenhilfeeinrichtungen im europäischen Vergleich

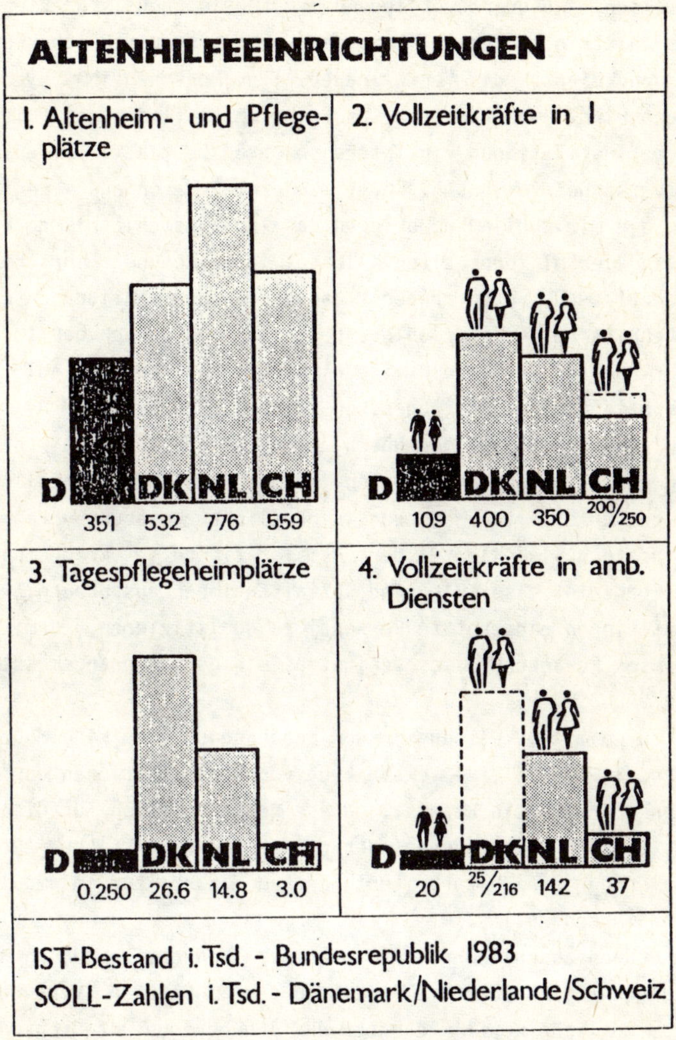

wir es jetzt vorfinden, wirksam geworden sind. Die hohe Anzahl von Betten in Akutkrankenhäusern spricht hier ebenso eine deutliche Sprache wie etwa die im Vergleich zu unseren europäischen Nachbarn wesentlich höhere Krankenhausverweildauer.

In diesem Zusammenhang möchte ich noch auf einen weiteren interessanten Punkt hinweisen: Aufgrund vorliegender Daten ist deutlich erkennbar, daß sich die Psychiatrie tendenziell aus der Versorgung psychisch kranker alter Menschen zurückzieht; die Verweildauer alter Menschen in psychiatrischen Einrichtungen wird immer kürzer, was für mich ein Indiz dafür ist, daß auf seiten dieser Institutionen ein Interesse daran besteht, "Alterspatienten" nicht mehr versorgen zu müssen. Geht man einmal davon aus - regional erhobene Daten, die mir vorliegen, belegen das - daß psychiatrische Einrichtungen etwa ein Viertel ihrer alten Klientel in Heime und Einrichtungen der Altenhilfe entlassen, dann erwächst daraus für die stationären Einrichtungen der Altenhilfe ein schier unlösbares Problem: Zu den bereits altersdementiell Erkrankten käme noch eine nicht unerhebliche Anzahl ehemaliger Psychiatriepatienten - ganz abgesehen davon stehen genügend Heimplätze für eine solche zusätzliche Aufgabe überhaupt nicht zur Verfügung.

So wird man davon ausgehen müssen, daß eine nicht unerhebliche Anzahl psychisch gestörter alter Menschen in häuslicher Umgebung versorgt werden muß und insofern als Klientel der Sozialstationen in Erscheinung treten wird. Die Frage ist also: Wie sind Sozialstationen auszubauen, wie ist das in Sozialstationen eingesetzte Personal zu qualifizieren, damit den Ansprüchen dieses Personenkreises wenigstens einigermaßen angemessen begegnet werden kann ?

Hierzu laufen meines Wissens in der Bundesrepublik einige Modellversuche, die erproben, inwieweit eine Verstärkung von Sozialstationen durch psychiatrieerfahrene Kräfte ein Weg ist, diese neuen Aufgaben für die ambulante Versorgung bewältigen zu können oder ob der Schwerpunkt eher auf die Weiterqualifizierung der Mitarbeiterinnen und Mitarbeiter im ambulanten Bereich gelegt werden sollte.

Um diese Fragen abschließend beantworten zu können, brauchen wir jedoch mehr Grundlagenwissen über die Arbeit in der ambulanten Versorgung, auch deshalb, um mögliche Konflikte unter den Angehörigen unterschiedlicher Berufsgruppen, die in Sozialstationen zusammenarbeiten, gar nicht erst auftreten zu lassen.

Anmerkungen:

(1) Vgl. KURATORIUM DEUTSCHE ALTERSHILFE (Hrsg.): Hilfe und Pflege im Alter. Köln 1986.

(2) Berechnungsgrundlage: 1.600 x 60 Minuten = 365 Tage

(3) INSTITUT FÜR EMPIRISCHE SOZIALFORSCHUNG GmbH (SOCIALDATA) (Hrsg.): Anzahl und Situation zu Hause lebender Pflegebedürftiger. Stuttgart, Berlin, Köln, Mainz 1980. In: Schriftenreihe des Bundesministers für Jugend, Familie und Gesundheit (BMJFG), Band 80. AGRARSOZIALE GESELLSCHAFT: Die Situation landwirtschaftlicher Familien mit Hilfsbedürftigen. In: ASG-Materialsammlung, Nr. 155. Göttingen 1982, S. 15.

(4) Die Materiallage für die Bundesrepublik Deutschland ist in dieser Hinsicht sehr unzureichend, so daß auf Forschungsergebnisse aus der Schweiz zurückgegriffen werden muß.

(5) INSTITUT FÜR EMPIRISCHE SOZIALFORSCHUNG GmbH (Hrsg.): Anzahl und Situation zu Hause lebender Pflegebedürftiger, aaO, S. 39 ff.

(6) BAYERISCHES STATISTISCHES LANDESAMT (Hrsg.): Die Heime der Altenhilfe und für behinderte Volljährige in Bayern. Ergebnisse der Landesstatistik 1974, 1980 und 1983, S. 22.

(7) MINISTERIUM FÜR ARBEIT, GESUNDHEIT UND SOZIALORDNUNG BADEN-WÜRTTEMBERG (Hrsg.): Heime für alte Menschen in Baden-Württemberg. Erhebung 1974. Stuttgart 1975, S. 49 ff.

(8) Vgl. GARMS-HOMOLOVA, V., HÜTTER, U.: Motorische Leistungsfähigkeit und motorische Behinderungen 60- bis 90-jähriger Großstadtbevölkerung. In: Zeitschrift für Gerontologie 16/1983, S. 260 ff.

3. Defizite im Bereich der ambulanten Versorgung
(Aus der Diskussion)

(B. Meifort)

Die Defizite professioneller Hilfen im Bereich der ambulanten Versorgung hilfebedürftiger und alter Menschen liegen offen zutage. Trotz der schlechten Datenlage und angesichts der nur lückenhaft betriebenen Forschung in diesem Bereich läßt sich das ungeheure Ausmaß dieser Defizite in der bestehenden Versorgungsstruktur allein schon anhand der vorliegenden Daten zu Einzelaspekten der Hilfebedürftigkeit und der Versorgungsstruktur ableiten. Die professionellen Hilfen durch ambulante Dienste bedürfen eines rigorosen Ausbaus. Aber selbst unter günstigsten Annahmen im Hinblick auf den Ausbau des ambulanten Versorgungssystems und die quantitative Entwicklung der Bevölkerung in der Bundesrepublik werden sich die bereits jetzt zu beobachtenden Probleme nicht verringern.

Allein die vorhandenen Zahlen über die gegenwärtige Anzahl zu Hause lebender pflegebedürftiger Menschen lassen bereits heute den Schluß zu, daß das Hilfesystem in der Bundesrepublik den aktuellen Anforderungen nicht mehr gewachsen ist. Dabei berücksichtigen alle Projektionen über die mögliche Zunahme der Hilfe- und Pflegebedürftigen noch nicht einmal sich heute bereits ankündigende sozialstrukturelle Veränderungen, wie z.B. die Öffnung oder teilweise Auflösung von Heimen oder Anstalten für (geistig und/oder seelisch/psychisch) Behinderte. Durch solche weitreichenden gesellschaftlichen Veränderungen würde das Klientel ambulanter Dienste tendenziell noch erheblich anwachsen; - ganz abgesehen von der demografisch begründet wachsenden Zahl alter und zunehmend pflegebedürftiger Menschen.

Für die Abschätzung des Bedarfs an ambulanten Diensten spielt immer auch die Klärung der Versorgungsstruktur, des Zusammenhangs zwischen ambulanten und stationären Einrichtungen eine wesentliche Rolle. Hilfreich ist in dieser Hinsicht eine Reflexion der Soziodemografie der Heimbewohner. Abgesehen davon, daß die überwiegende Zahl alter Menschen gegenwärtig zuhause lebt, wächst mit steigendem Alter der Anteil der Angehörigen höherer Altersgruppen unter den Heimbewohnern. Unter ihnen stellen Frauen die größte Gruppe -

und zwar insbesondere ledige Frauen.

In diesem Zusammenhang ist es von großer Bedeutung, sich der Einflußfaktoren, die eine Entscheidung zur Übersiedlung in ein Alten- (pflege-) heim beinnflussen, zu vergewissern. Vereinzelte exemplarische Untersuchungen, die hierzu vorliegen, legen den Schluß nahe, daß Ledige aufgrund des für sie nicht vorhandenen "familiären Bezugsrahmens" eher (resignierende ?) Bereitschaft zeigen, ihre gewohnte häusliche Umgebung zu verlassen und in ein Heim zu wechseln.

An den vorliegenden Daten und Zahlen über die Soziodemografie von Heimbewohnern ist auch der steigende Anteil älterer Frauen auffallend. Während sie selbst häufig genug ihre pflegebedürftigen Ehemänner noch im häuslichen Umfeld versorgen, bleibt ihnen selbst später im Regelfall nur noch der Wechsel in ein Heim übrig, zumal dann, wenn sie sich nicht mehr an noch lebende Kinder wenden können.

Andererseits geht aus den vorgelegten Untersuchungsmaterialien hervor, daß etwa 85 % der ambulant (also in häuslicher Umgebung lebenden) versorgten alten Menschen noch lebende Angehörige hat. Selbst wenn man davon ausgeht, daß nur ein geringer Teil dieser Angehörigen nicht in der Nähe der zu versorgenden Alten und Pflegebedürftigen lebt und insofern einen Teil der erforderlichen Pflege (mit-) übernehmen könnte, geht ein Versorgungskonzept, das unausgesprochen von der obligatorischen "Familienmithilfe" ausgeht, u.U. an der sozialen Wirklichkeit der Generationsbeziehungen vorbei. Hinzu kommt, daß eine solche Sichtweise alte Menschen zu (pflegebedürftigen) "Anhängseln" einer "sozialen Gruppe" macht, die zwar "Familie" oder "Verwandschaft" genannt werden mag, deren Tauglichkeit oder Befähigung zur rehabilitierenden Hilfe und Pflege jedoch nicht a priori vorausgesetzt werden kann; ganz abgesehen davon, daß eine solche Betrachtungsweise davon wegführt, den alten Menschen in seiner Gesamtheit, als trotz seiner Hilfebedürftigkeit eigenständiges Individuum anzusehen - um damit vielleicht sogar (als die Pflege organisierende Sozialstation, im Zwiespalt zwischen Versorgungsnotwendigkeit und Personalmangel) kurzerhand den Anspruch "ganzheitlicher Versorgung" beiseite zu schieben.

Darüber hinaus führt z.B. auch die veränderte gesellschaftliche Rolle der Frau (berufstätig, in nicht unerheblichem Umfang allein bzw. nicht in festen und sanktionierten Bindungen lebend) dazu, daß das "Hilfesystem Familie" als

Subsystem zur Unterfütterung der ambzulanten Pflege immer weniger tauglich geworden ist.

Diese nur kurz skizzierten Problemzusammenhänge lassen in jüngster Zeit immer wieder die Überlegung laut werden, daß eine Lösung auch in veränderten Wohngewohnheiten alter Menschen zu suchen sei. Die Forderung, im Alter z.B. Wohngemeinschaften mit etwa gleichaltrigen Freunden oder Bekannten einzugehen, spielt hierbei eine dominierende Rolle. Abgesehen von prägenden Lebensgewohnheiten, die gerade im Alter wahrscheinlich nur schwer zu verändern sein werden, wird im Zusammenhang mit solchen Vorstellungen auch zu berücksichtigen sein, in welchen Wohnverhältnissen die Bevölkerungsmehrheit tatsächlich lebt bzw. welche Bedingungen sie auf der Suche nach einer "gemeinschaftsfähigen" Wohnung vorfindet. Wohngemeinschaften unter den räumlichen Voraussetzungen des sog. "sozialen Wohnungsbaus" dürften kaum eine Chance auf Dauer haben. Viel entscheidender erscheint mir jedoch, daß Reformvorschläge, die in einer gewissen theoretischen Lebensfremdheit davon ausgehen, daß alte Menschen ihre Lebensgewohnheiten, Verhaltensweisen und ihre Gesundheitseinstellung verändern oder gar aufgeben sollen, um die ambulante gesundheitliche Versorgung der Gesellschaft insgesamt nicht in Gefahr zu bringen, das Risiko eines in seinen Auswirkungen nicht mehr zu kontrollierenden "Sozialexperiments" in sich zu bergen - eines Experiments, das alten Menschen nur noch den Status einer "sozialstrukturllen Variablen" zukommen läßt.

Der internationale Vergleich über Struktur und Ausbau des Gesundheits- und Versorgungssystems am Beispiel der Versorgungsangebote für alte Menschen wirft auch die Frage auf, welche Interessen an der Verteilung gesellschaftlicher Mittel zum Aufbau solcher Systeme sich haben durchsetzen können. Solche sehr konkreten Machtkonstellationen (im politischen, aber auch im "verbandspolitischen" Bereich) müssen bei Überlegungen, auf welche Weise finanzielle oder materielle "Umlenkungen" zwischen dem stationären und dem ambulanten Bereich zu bewerkstelligen wären, berücksichtigt werden. Dabei kann das Aufdecken von Versorgungsmängeln innerhalb des bestehenden Systems die bestehenden Macht- und Interssenkonstellationen zwar häufig kaum direkt, manchmal jedoch auf Dauer beeinflussen.

Mängel im Verhältnis von stationärem zum ambulanten Bereich sind insbesondere im Hinblick auf die Belegung von Akutkrankenhäusern festzustellen.

Dabei hat es das traditionelle System stationärer Versorgung bislang verstanden, seine dominierende Rollein der (Gesundheits-) Versorgungsstruktur zu halten. Sowohl um "Fehlbelegungen" zu verringern als auch, um die entspr. Mittel der ambulanten Versorgung zukommen zu lassen, wird es notwendig sein, sich von diesen traditionellen Strukturen zu lösen: Es ist bekannt, daß in den Inneren Abteilungen der Akutkrankenhäuser bis zu 60 % über 60-jähriger liegen, von denen andererseits bis zu 20 % als "Fehlplazierungen" gelten. Auf der anderen Seite ist auch bekannt, wie teuer ein Tag im Akutkrankenhaus ist (ohne daß den hier "Fehlplazierten" auch unbedingt eine entspr. angemessene Versorgung zugute kommen muß). Aus dieser Konstellation kann mit einiger Berechtigung abgeleitet werden, daß mit den vorhandenen, allerdings aufgrund eingefahrener Versorgungsstrukturen fehlgeleiteter Mittel viel für den Ausbau und die Verbesserung der Arbeitsbedingungen in den Sozialstationen getan werden könnte: Kritik am System der stationären Versorgung zu üben, bedeutet auf der anderen Seite eben auch, über realistische Möglichkeiten zur Umverteilung vorhandener (finanzieller und materialler) Ressourcen nachzudenken.

Erforderliche Veränderungen betreffen jedoch nicht nur das Verhältnis zwischen dem stationären und dem bislang noch verhältnismäßig jungen und schlecht ausgebauten System ambulanter gesundheits- und sozialpflegerischer Dienste in der Bundesrepublik. Sie betreffen auch das Verhältnis der verschiedenen Institutionen innerhalb des stationären Sektors untereinander. Wenn beispielsweise psychiatrische Einrichtungen schon heute nachweislich ein Interesse daran haben, "altersdementielle Patienten" in Heime und Einrichtungen der Altenhilfe "abzuschieben", dann ist absehbar, daß letztere in Zukunft ihre Aufgaben aufgrund des zusätzlich durch die demografische Entwicklung sprunghaft steigenden Klientenzuwachses ebensowenig werden bewältigen können wie die Sozialstationen - wenn nicht klare politische Entscheidungen zur Unterstützung auch dieser Einrichtungen getroffen werden.

Nur vor dem Hintergrund solcher veränderten politischen Wertsetzungen ist sinnvoll über Konsequenzen im Hinblick auf die Berufsqualifizierung des in diesen Institutionen eingesetzten Personals zu diskutieren. Unbeschadet davon kann jedoch heute schon gesagt werden, daß Lösungen, die zu einer "Spaltung" des Personals führen, den zu bewältigenden Aufgaben nicht gerecht werden können. Bspw. werden in Nordrhein-Westfalen nicht unerhebliche Personalanteile in der stationären Psychiatrie abgebaut (1). Dem "freigesetzten" Personal wird nicht gekündigt; vielmehr wird es Sozialstationen zugeteilt. Für diese neuen Mitarbeiter wird durch die Landeskrankenhäuser Supervision durchgeführt, während das bisherige Personal daran nicht beteiligt wird. Diese charakteristische "Spaltung" des Personals in Sozialstationen führt bereits jetzt zu unangenehmen Konflikten unter den Mitarbeitern, die eine solche "Privilegierung" eines Teils der Beschäftigten nicht mehr hinnehmen wollen.("... wir machen die Dreckarbeit, die diskutieren nur ..") Gleichzeitig stellen solche kritisch zu wertenden Entwicklungen neuerlich unter Beweis: Die ambulante Versorgung alter hilfe- und pflegebedürftiger Menschen befindet sich bereits heute an den Grenzen ihrer Leistungsmöglichkeiten. Dabei ist die Frage, inwieiweit dieser wenig zufriedenstellende Zustand, der Pflegebdedürftige und Pflegekräfte gleichermaßen betrifft, allein durch die gesundheitspolitische Programmatik: "So viel ambulant wie möglich ..." aufgehoben werden kann.

Anmerkung

(1) Lt. Teilnehmerberichten auf der Fachtagung BERUFSFELD GESUNDHEIT

4. Alltag in einer Sozialstation
(A. Wienand)

Seit Beginn der siebziger Jahre ist im gesamten Bundesgebiet ein Ausbau von Sozialstationen zu verzeichnen. Dabei handelt es sich vorwiegend um eine Ablösung von zuvor eher kirchlich orientierter Gemeindekrankenpflege durch gesundheits- und sozialpflegerische Zentren. Das Kernangebot dieser Zentren besteht überwiegend aus Krankenpflege, Altenpflege sowie Haus- und Familienpflege. Die Bezeichnung dieser Zentren ist regional sehr unterschiedlich; sie schwankt (häufig trägerabhängig) zwischen Diakoniestation, Caritasstation oder Gemeindepflegezentrum. Für den Verlauf meiner weiteren Ausführungen möchte ich mich auf den Begriff Sozialstation festlegen.

Seit sechseinhalb Jahren arbeite ich in einer Sozialstation. Meine alltäglichen Erfahrungen, die ich dort gesammelt habe und die Grundlage meines Berichts sein sollen, unterscheiden sich meines Wissens nach nicht grundsätzlich von den Erfahrungen, die Sozialarbeiter, Krankenschwestern, Altenpflege- oder Haus- und Familienpflegekräfte in anderen Sozialstationen machen. Dies gilt für die fachlichen Hilfsangebote, die Struktur des Klientels und auch für die Probleme der Beschäftigten in einer Sozialstation. Unterschiede zu anderen Sozialstationen bestehen hingegen sehr wohl in den Bereichen Organisiation und Finanzierung; hierauf soll später noch gesondert eingegangen werden.

Aufgaben einer Sozialstation

Nach den Richtlinien der Landesregierungen sind in den meisten Bundesländern die Prioritäten für die Aufgaben der Sozialstationen eindeutig in den Bereichen der ambulanten Kranken-, Alten- sowie der Haus- und Familienpflege festgelegt. Ihr grundlegendes Ziel ist es, den Krankenhausaufenthalt zu verkürzen, zu vermeiden oder zu verhindern und die ärztliche Behandlung in der häuslichen Umgebung zu sichern und zu unterstützen.

Mit nur wenigen Ausnahmen werden zusätzlich spezielle Beratungs- und Vermittlungsdienste sowie sozialpädagogische Hilfen angeboten. Soll im Rahmen dieser Aufgabenstruktur der Anspruch "ganzheitlicher Hilfeleistung" eingelöst werden, ist es für Sozialstationen unabdingbar - gerade auch im Hinblick auf angegliederte Beratungsdienste - mit den kommunalen Gesundheits- und sozialpflegerischen Diensten bzw. den Spezialdiensten der Kommune zusammenzuarbeiten.

Klientel der Sozialstationen

Der größte Teil der Pflegebedürftigen lebt in der Familie. Nur ein geringer Teil - dies sind in der Regel die weniger Pflegebedürftigen - lebt alleine. Der Anteil der alleinlebenden Frauen ist dabei wesentlich höher als derjenige der Männer.

Ca. 80 % des Klientels der Sozialstation, in der ich arbeite, sind über 70 Jahre alt; wobei zu beobachten ist, daß immer mehr jüngere Patienten, etwa nach Schlaganfall, Unfällen oder Tumorbehandlung bzw. Patienten mit psychischen Erkrankungen die Dienstleistungen der Sozialstation erfragen. Auf der anderen Seite steigt auch die Zahl der Hochbetagten und Langzeitpatienten, also Patienten, die häufig zwei- bis dreimal täglich und auch am Wochenende Betreuung benötigen, unter denjenigen, die die Hilfe der Sozialstation in Anspruch nehmen, ständig an.

Hinzu kommt, daß zunehmend mehr Patienten mit gerontopsychiatrischen Symptomen bzw. Patienten mit Suchtproblemen das oben beschriebene Klientel der Sozialstation ergänzen. Im Rahmen der alltäglichen Arbeit ergibt sich für die Beschäftigten dadurch nicht selten der Eindruck, die Sozialstation entwickle sich zu einem Sammelbecken für alle nicht (mehr) stationär unterzubringenden und möglicherweise gerade noch ambulant zu versorgenden Problemfälle.

Vermittlung des Klientels an Sozialstationen

Die meisten Patienten kommen durch direkte Kontaktaufnahme zu unserer Sozialstationen. Unabhängig davon stehen als weitere Vermittlungsstellen zur Verfügung:

- die Sozialdienste (oder Krankenschwestern) der Krankenhäuser;
- niedergelassene Arztpraxen;
- Sozial-, Gesundheits- oder Hauptfürsorgeämter;
- Kirchengemeinden, Beratungsstellen, Nachbarschaftsheime;
- Angehörige.

Der Kontakt zur Sozialstation wird überwiegend telefonisch aufgenommen.

Leistungen der Sozialstationen

Von der Sozialstation werden überwiegend Aufgaben geleistet, die im sog. "Kernangebot" stehen, also:

1. Häusliche Krankenpflege (gem. § 185, Satz 1,2 RVO), insbesondere:

1.1 Grundpflege: Pflegerische Maßnahmen wie bspw. Waschungen, Reinigungsbäder, Bettenmachen, Wäschewechsel, prophylaktische Maßnahmen usw.

1.2 Behandlungspflege: Medizinische Hilfsleistungen wie z.B. Injektionen, Anlegen oder Wechseln von Verbänden, Kathetern und ähnliche Leistungen wie bspw. die Überwachung von Medikamenteneinnahme usw.

2. Hilfe zur Haushaltsführung (gem. § 185b RVO)

3. Ambulante Hilfen (gem. BSHG), insbesondere:

3.1 Hilfen zur Führung und Weiterführung des Haushalts (z.B. gem. § 11, Abs. 3 BSHG und § 70 BSHG)

3.2 Eingliederungshilfen nach § 39 ff BSHG

3.3 Hilfe zur Pflege nach §§ 68 ff BSHG

3.4 Altenhilfe nach § 75 BSHG.

Wo die Mitarbeiter von Sozialstationen nicht pflegerisch tätig sind, stehen sie den Pflegebedürftigen und deren Angehörigen beratend und ggf. vermittelnd zur Verfügung - auch dann, wenn eine stationäre Versorgung erforderlich wäre: Beispielweise bei Fragen nach umfassenderer Versorgung, Hilfsmittelbeschaffung, Finanzierung von Pflege, Vermittlung von Spezialdiensten u.a.m.).

Darüber hinaus bieten viele Sozialstationen noch an:

- Transportdienste,
- Haushalts- und raumpflegerische Dienste,
- Begleitdienste,
- Fußpflege
- medizinische Therapie,
- Gymnastik, Bäder und Massagen,
- Besuchs-, Wasch,- Bücher- und handwerkliche Dienste,
- Seelsorge,
- Beratung in Sozialfragen (z.B. Pflege- und Wohngeld),
- Durchführung von Krankenpflegekursen für Angehörige und andere Laien,
- Nachsorge und Rehabilitation für Behinderte,
- Anregung und Organisation von Nachbarschaftshilfen,
- Aufbau ehrenamtlicher Helferkreise,
- sozialpädagogische Hilfen für Familien

Es handelt sich also um einen Aufgabenkreis, der nur peripher etwas mit der ursprünglichen beruflichen Qualifikation eines Krankenpflegers oder Altenpflegers oder Haus- und Familienpflegers zu tun hat.

Arbeitsfelder der Sozialstation

(A) Die ambulante Kranken- und Altenpflege

Die ambulante häusliche Krankenpflege wird i.d.R. von examinierten Krankenschwestern oder -pflegern sowie von Altenpflegerinnen und -pflegern geleistet.

Ihr Schwerpunkt ist die **Grund- und Behandlungspflege.** Die Grundpflege umfaßt insbesondere:

Körperpflege, Betten, Umbetten und Lagern des Patienten, Wäschewechsel, Prophylaxe im Hinblick auf Decubitus, Pneumonie, Thrombosen und Kontrakturen, Versorgung und Beobachtung der Ausscheidungen (Inkontinentenversorgung, Abführen usw.), Voll- und Teilbäder, Umschläge und Wickel, allgemeine Krankenbeobachtung.

Zur **Behandlungspflege,** dem zweiten Schwerpunkt der ambulanten Kranken- und Altenpflege, gehören vor allem:

Verbände anlegen und wechseln, Injektionen verabreichen, Katheterisieren, Decubitusbehandlung, Einläufe, Blasenspülung, Wundversorgung, Inhalationen, Infrarotbehandlungen, medizinische Bäder und Einreibungen, Medikamentenüberwachung und -verabreichung, Durchführen von Bewegungsübungen.

Zur Einschätzung der Arbeit in Sozialstationen erscheint es mir von besonderer Bedeutung, sich zu vergegenwärtigen, daß der Arbeitsplatz der Kranken- oder Altenpflegekraft **die häusliche und räumliche Umgebung** des Patienten ist. Das heißt: Neben den fachlichen Problemen haben sich die

Mitarbeiter aus Sozialstationen häufig genug mit Schwierigkeiten auseinanderzusetzen, die aus dieser "häuslichen Umgebung" resultieren. Bereits bei der Aufnahme muß also berücksichtigt werden, wie diese Umgebung strukturiert ist. Dazu gehört vor allem:

- Wie ist es mit der sanitären Ausrüstung des jeweiligen Haushalts bestellt ?
- Können medizinische Hilfsmittel wie Krankenbetten, Galgen usf. - Hilfsmittel also, die die Belastung der ambulanten Pflege und Versorgung wesentlich verringern können - aufgestellt werden ?
- Welche Kontakte bestehen auf seiten des Patienten zu Familienmitgliedern (darauf vor allem muß sich eine Pflegeplanung ausrichten !), zu Nachbarschaftseinrichtungen und zu anderen Einrichtungen ?
- Welcher Kontakt besteht zum Hausarzt ? Wie gestaltet sich die Zusammenarbeit mit dem Hausarzt ?
- Wie kann die Pflege finanziert werden ?

In dieses "Spannungsfeld" den Anspruch ganzheitlicher Versorgung einbringen zu wollen, erschwert die tägliche Arbeit der Beschäftigten aus Sozialstationen ganz erheblich. Zu den erschwerenden Faktoren gehört vor allem, daß Pflege im häuslichen Bereich Erwartungen von Angehörigen und auch der nachbarschaftlichen Umgebung formuliert werden, die von den entspr. Mitarbeitern nicht immer eingelöst werden können. Im häuslichen Rahmen der Patienten Pflegearbeit zu leisten, bedeutet auch, daß die Mitarbeiter weithin auf ihre eigenen Fähigkeiten und Unfähigkeiten zurückgeworfen sind; der "beschützende" und vielfach "verantwortungsteilende" Rahmen der Station eines Krankenhauses oder eines Altenheimes fehlt. Das heißt nicht nur, daß vielfach ein breit gefächertes Wissen über Krankheit und deren Beobachtung, Krankheitsverläufe, Pflegemaßnahmen und Medikamentenwirkung erforderlich ist, sondern daß dieser ständig überprüft und erneuert werden muß. Ambulante Pflege im häuslichen Bereich fordert vom einzelnen Beschäftigten auch einen hohen Grad an persönlicher Flexibilität, Einfühlungsvermögen, Entscheidungsbereitschaft, Toleranz und Belastbarkeit, um eine ziel- und bedürfnisorientierte Pflege sicherzustellen.

Die Problematik ambulanter Pflege im häuslichen Umfeld des Patienten ergibt sich für den einzelnen Beschäftigten vor allem auch im Hinblick auf die wirtschaftlichen Voraussetzungen, unter denen ambulanten Kranken- und Altenpflege geleistet werden muß. "Wirtschaftliche Rahmenbedingungen" die es bei der ambulanten Kranken- und Altenpflege zu berücksichtigen gilt, meinen in diesem Zusammenhang vor allem die zeitliche Beanspruchung der Mitarbeiter aus Sozialstationen. Derzeit muß bspw. davon ausgegangen werden, daß von einer etwa siebenstündigen täglichen Arbeitszeit etwa eineinhalb bis zwei Stunden für Wegezeiten und Schriftverkehr abgerechnet werden müssen - also für die Pflege nicht mehr zur Verfügung stehen. Dadurch allein reduziert sich die tägliche Pflegezeit einer Mitarbeiterin oder eines Mitarbeiters auf nur etwa fünf Stunden, eine Einschränkung, die eindeutig zu Lasten der Pflegebedürftigen geht.

Im täglichen ambulanten Einsatz unterscheidet sich das Arbeitsgebiet und die Einsatzfähigkeit der eingesetzten unterschiedlichen Berufsgruppen nur unwesentlich; so lassen sich bei den Mitarbeitern in Sozialstationen unterschiedliche "Pflegekompetenzen" bspw. zwischen Kranken- und Altenpflegekräften im praktischen Einsatz nur da feststellen, wo

- die Berufsausbildung der Krankenschwestern/des Krankenpflegers eine umfassende Beobachtung und Behandlung akuter Krankheitsbilder gestattet (woraus allerdings häufig vorschnell abgeleitet wird, daß für die Betreuung nur Krankenpflegekräfte herangezogen werden sollten) oder

- die Ausbildung der Altenpflegekräfte sie für den Umgang mit Wesensveränderungen und Erkrankungen alternder Menschen wie auch für die praktische Vorbereitung auf den Lebensabschluß (Testament usw.) besonders qualifiziert.

Da Sozialstationen i.d.R. einen äußerst geringen Anteil an intensivmedizinischen Hilfen leisten, kann man in diesem Zusammenhang die (provokatorisch zugespitzte) Frage stellen, ob die Krankenpflegekraft für die Arbeit in Sozialstationen überhaupt die richtige Arbeitskraft ist. Eine der Annahmen, die hinter meiner Frage stehen ist die, daß abulante Versorgung im Rahmen der Arbeit von Sozialstationen wesentlich mehr Kenntnisse und Erfahrungen über das Altern im Alltag erfordert als klassische "krankenpflegerische" Qualifikationen, wie sie etwa im stationären Bereich abgefordert werden. Diese Situation führt m.E. dazu, daß Krankenpflegekräfte in Sozialstationen tendenziell unterfordert wie auch überfordert sind; unterfordert, was ihr hochqualifiziertes medizinisches Wissen angeht, überfordert, was ihr Wissen in Bereichen wie z.B. Familienstrukturen, Gesprächsführung und psychosoziale Versorgung anbelangt.

(B) Die Haus- und Familienpflege

Zur Haus- und Familienpflege gehören pflegerische (z.B. Hilfen beim Waschen, Anziehen usw.), pädagogische und hauswirtschaftliche Aufgaben.

Die Haus- und Familienpflege wird in vielen Sozialstationen, anders als die ambulante Kranken- und Altenpflege, von einer Vielzahl von Berufsgruppen geleistet; dazu gehören insbesondere:

- Examinierte Haus- und Familienpflegekräfte,
- pädagogische Kräfte,
- hauswirtschaftliche Fachkräfte
- ehren- und nebenamtliche Mitarbeiter,
- Zivildienstleistende und Mitarbeiterinnen aus dem "Freiwilligen sozialen Jahr".

Anlässe für die Inanspruchnahme von Hilfe durch Haus- und Familienpflegekräfte sind vor allem:

- Die Vertretung der Mutter oder des Vaters bei Alleinerziehenden im Falle von Krankheit oder Kur;
- Wochenbettbetreuung bei der Niederkunft und hauswirtschaftliche Hilfen etwa bei Risikoschwangerschaften;
- Ergänzung der Kranken- und Altenpflege, wenn eine weitere Hilfe im hauswirtschaftlichen oder erzieherischen Bereich erforderlich ist, um den Verbleib des Patienten in der häuslichen Umgebung und dem Familienverbund zu sichern;

- die Versorgung und Bereuung alter und behinderter Menschen, die nicht den Einsatz aus der Kranken- und Altenpflege erforderlich machen, sondern lediglich Unterstützung im hauswirtschaftlichen Bereich benötigen.

Organisation einer Sozialstation

Die Sozialstation, in der ich arbeite, ist eine "anerkannte" Sozialstation und wird entspr. den Landesrichtlinien gefördert. Derzeit sind zwei ganztägig arbeitende Krankenpflegekräfte, zwei Halbtags-Krankenpflegekräfte sowie noch eine Teilzeitbeschäftigte angestellt, wobei die teilzeitbeschäftigten Kräfte ausschließlich Wochenenddienst machen (etwa ein- bis zweimal monatlich). Weiterhin verfügen wir über drei vollzeitbeschäftigte Altenpflegekräfte sowie eine teilzeitbeschäftigte Altenpflegerin, die, ebenso wie die teilzeitbeschäftigten Krankenpflegekräfte ausschließlich für den Wochenenddienst eingesetzt wird. Hinzu kommen noch zwei Haus- und Familienpflegerinnen, die wiederum durch zwei Teilzeitkräfte mit der gleichen Qualifikation unterstützt werden und eine Bürokraft. Diese Besetzung wird mit der vieler anderer Sozialstationen übereinstimmen.

Bei unserer Arbeit gehen wir von dem Erfahrungswert aus, daß jede Fachkraft fünf bis sieben Pflegen in der Kranken-/Altenpflege täglich erledigt. Das ergibt eine durchschnittliche Verweildauer pro Pflegepatient von ca. einer dreiviertel Stunde. Diese relativ hoch erscheinende Verweildauer erklärt sich dadurch, daß unsere Sozialstation einen sehr hohen Anteil an Schwerstpflegen, also Patienten, die etwa zwei- bis dreimal täglich gepflegt und versorgt werden müssen, übernommen hat.

Auf jede Haus- und Familienpflegerin entfallen durchschnittlich ein bis vier Patienten, wobei im Hinblick auf die Qualität der anfallenden Arbeiten in diesem Bereich gesagt werden muß, daß sehr wenig sog. "klassische" Haus- und Familienpflegearbeiten anfallen (wie z.B. Vertretung der Mutter oder des erziehenden Familienmitglieds). Wesentlich häufiger beziehen sich Anfragen nach Haus- und Familienpflege auf Hilfen und Unterstützung bei der Weiterführung des Haushalts - vor allen Dingen bei alten Menschen.

Zweimal in der Woche werden "Dienstbesprechungen" durchgeführt; i.d.R.

dauern diese Besprechungen etwa 2 Stunden. Daneben findet täglich um die Mittagszeit ein kurzes Informationsgespräch aller Beschäftigten statt, um die Vorfälle des Tages abzusprechen, um die Übergabe am Abend sicherzustellen und um über Veränderungen gegenüber dem Vortag zu informieren; dieser möglichst lückenlose Informationsstand über Patienten und Patientenumfeld sichert ganz wesentlich die Pflegequalität und liegt damit im Interesse des zu Pflegenden. Veränderungen, die abends oder nachts stattfinden, werden entweder telefonisch direkt oder mündlich durch diejenigen, die den Pflegedienst sicherstellen, an die Mitarbeiterinnen der Frühschicht weitergegeben.

Neu ist, daß seit jüngstem alle drei Wochen drei Stunden Supervision (Praxisanleitung und -begleitung von einer Fachkraft, die nicht in dieser Sozialstation arbeitet) stattfindet - außerhalb der normalen Dienstbesprechungen.

Angegliedert an unsere Sozialstation ist ein mobiler "Sozialer Hilfsdienst", der, was ich sehr begrüße, Möglichkeiten zu fachübergreifender Zusammenarbeit eröffnet. Dies gilt vor allem bei Schwerstpflegen, bei denen so gewährleistet ist, daß zwei Pflegekräfte die erforderliche Pflege und Versorgung wahrnehmen. Neben der Krankenpflegekraft ist dies i.d.R. ein Zivildienstleistender, der mit ihr zusammen den Patienten besucht und ihr assistiert.

Jede Fachkraft in der Alten- bzw. Krankenpflege hat etwa alle 3 Wochen Wochenenddienst. Der Wochenenddienst muß immer von zwei Mitarbeitern wahrgenommen werden; dies allein schon deshalb, weil die Nachfrage nach Wochenendpflege ständig steigt - ebenso wie die Pflegeanfragen für die Abendstunden.

Von unserer Sozialstation werden jährlich etwa 90 Patienten versorgt. Aus dieser relativ geringen Zahl wird ersichtlich, daß der Anteil von Langzeitpatienten relativ hoch ist. Diese Patienstruktur beeinflußt die Flexibilität der Sozialstation, in der ich arbeite, ganz erheblich. Ein ganz entscheidendes Problem, das sich hieraus ergibt, ist, daß häufig keine Neuaufnahmen mehr zugelassen werden können und schon gar keine Neuaufnahmen innerhalb von 24 Stunden möglich sind. Diese Situation führt dazu, daß wir häufig sogar dazu gezwungen sind, mit den Krankenhäusern auszuhandeln, wann Patienten aus der Akutversorgung in ihre häusliche Umgebung entlassen werden können. Allerdings muß hinzugefügt werden, daß die Stadt Münster über mehrere Sozialstationen verfügt, die in solchen Situationen unterstützend eingreifen können.

Der Anteil von Schwerstpflegepatienten ist u.a. deshalb so erstaunlich hoch, weil diese Patienten nicht an private Unternehmer weitergegeben werden können; die Kosten, die dann entstehen würden, wären nicht mehr zu tragen. Aber auch die anderen Sozialstationen in Münster haben mit ganz ähnlichen Belastungen zu tun. Das hat soweit geführt, daß einige Sozialstationen (inoffizielle) Wartelisten für ihre Pflege und Versorgung eingerichtet haben: Der Bedarf an häuslicher Pflege und Versorgung kann durch die bestehenden Sozialstationen und ihre Personalausstattung einfach nicht mehr befriedigt werden.

Die hohen Kosten, die eine Überweisung von Schwerstpflegepatienten an private Unternehmer verhindern, weisen jedoch gleichzeitig auch darauf hin, daß die Sozialstation unter der Voraussetzung dieser Klientenstruktur ohne z.T erhebliche öffentliche Zuschüsse nicht arbeiten könnte: Der Anteil fachlich qualifizierter Hilfen steigt immer mehr. Dieser Entwicklung folgen die Fördermittel, die wir von kommunalen bzw. Landesbehörden erhalten, seit Jahren schon nicht mehr. Im Gegenteil: Gerade in jüngster Zeit haben wir erhebliche Fördermittelkürzungen hinnehmen müssen. Auch diese Rahmenbedingungen tragen dazu bei, daß Sozialstationen in ihrer Flexibilität wesentlich eingeschränkt werden.

Was die finanziellen Rahmenbedingungen unserer Arbeit angeht, kommt zusätzlich erschwerend hinzu, daß immer mehr finanzstarke Pflegebedürftige privat organisierte Pflegeangebote in Anspruch nehmen. Private Anbieter haben sich häufig als wesentlich fexibler erwiesen als Sozialstationen; u.a. auch deshalb, weil sie mit Honorarkräften arbeiten, deren Pflegeeinsatz kaum zeitlichen Beschränkungen unterliegt. Das führt dazu, daß der Anteil an Sozialhilfeempfängern bzw. finanzschwacher Nachfrager unter unserer Klientel ganz erheblich angewachsen und die Belastung der Kostenträger enorm gestiegen ist. In diesem Zusammanhang ist die Diskussion um die "Pflegegeldversicherung" von hoher Brisanz; m.E. wäre eine solche Versicherung eine Möglichkeit, um eine wenigstens halbwegs vergleichbare Pflegesituation für alle Pflegebedürftigen zu erreichen.

Hinzu kommt, daß sich tarifvertraglich vereinbarte Bestimmungen hemmend auf die Arbeitsorganisation der Sozialstation auswirken. Wenn Überstunden vermieden werden sollen, müßten ganz andere organisatorische Vorkehrungen getroffen werden, die uns jedoch wiederum an die Grenze der Arbeitsfähigkeit einer Sozialstation treiben würden: Wir müßten bspw. klare Begrenzungen bei der Aufnahme von Patienten vornehmen, was dazu führte, daß immer weniger hilfebedürftige Menschen versorgt werden würden.

Aber wir haben schon jetzt Probleme genug. So können wir bspw. nur über einen verhältnismäßig kurzen Zeitraum eine 24-Stunden-Pflege sicherstellen. Über einen längeren Zeitraum - z.B. bei der Sterbehilfe - stößt eine solche Versorgung (und ich glaube nicht nur in der Sozialstation, in der ich arbeite) an ihre Grenzen. Das gleiche gilt im Hinblick auf Langzeitpflege, die unter den für anerkannte Sozialstationen üblicherweise geltenden Rahmenbedingungen einfach nicht durchführbar ist - und wenn, dann auf Kosten anderer Patienten und einer flexiblen Krisenintervention.

Problemfelder der ambulanten Pflege durch Sozialstationen. Erfahrungsbegründete Thesen.

Die Belastung der Pflege von Angehörigen im eigenen häuslichen Umfeld bleibt zeitlich, psychisch und körperlich meiner Erfahrung nach primär den Frauen überlassen. Verständlicherweise lehnen viele Frauen diese z.T. sehr großen Belastungen ab. Für die Situation von Pflegebedürftigen (aber auch im Hinblick auf unsere Arbeitsbedingungen in der ambulanten Pflege und Versorgung) kommt erschwerend hinzu, daß nur ein vergleichsweise geringer Anteil von Angehörigen aufgrund beruflicher oder privater Umstände für eine (dauernde) Pflege von Familienangehörigen herangezogen werden kann.

Die emotionale Anspannung durch zeitaufwendige Pflege von Familienangehörigen ist eine große Belastung - für beide Seiten. Häusliche familiäre Pflege behindert die häusliche Umgebung, erschwert die "normalen" gesellschaftlichen Kontakte der Pflegeperson. Freundschaften und selbst Ehen werden gefährdet und können zerbrechen. Urlaub und Erholung unterbleiben. Bei Schwerstpflegefällen führt andauernde Pflege oft zur völligen Überforderung und zu physischen und psychischen Erschöpfungszuständen der pflegenden Angehörigen bzw. der pflegenden Frauen. Sie sind selbst oft bereits 50 oder 60 Jahre, teils sogar älter und durch diese schwierige Arbeit am Ende oft selbst hilfe- oder pflegebedürftig.

Ob zum Beispiel Angebote zu Kurzzeitaufenthalten in stationären Einrichtungen - zur Entlastung der pflegenden Familienangehörigen und zur Entlastung der Sozialstationen - hier eine Lösung anbieten, sollte m.E. intensiv diskutiert werden.

Langzeitpflegen sind von Sozialstationen nicht leistbar, wenn die finanziellen Voraussetzungen fehlen. Das Pflegegeld reicht für die entstehenden hohen Pflegekosten fast nie aus. Vorübergehende Schwerstpflegen mit mehrstündigem täglichen Aufwand werden nur in Ausnahmefällen unter aufwendigem Miteinsatz von nebenamtlichen Mitarbeitern (Zivildienstleistenden oder mithelfenden Familienangehörigen) überhaupt erst möglich. Die tägliche Pflegezeit durch Fachkräfte muß im Regelfall auf die fachliche Hilfeleistung (Grund- und Behandlungspflege) beschränkt werden.

Die Qualität der Organisation und Ausführung einer Pflege hängt wesentlich von der Kreativität, Belastbarkeit und Einsatzbereitschaft der Pflegekräfte in der ambulanten Versorgung und der Einsatzleitung ab. Eine Sicherstellung von Anleitung/Supervision sowie einer kontinuierlichen Fort- und Weiterbildung, die individuelle Qualifikationsdefizite wenigstens teilweise aufheben könnte, ist dringend geboten. In diesem Zusammenhang erscheint eine Zusatzausbildung im Bereich "Gemeindekrankenpflege" zwingend erforderlich.

Viele Sozialstationen können ihre Arbeit nur durch den Einsatz von Zivildienstleistenden, ehrenamtlichen Mitarbeitern bzw. Mitarbeiterinnen im "Freiwilligen Sozialen Jahr" aufrecht erhalten; - durch Personal also, das keine qualifizierte Hilfe leisten kann und darf. Denoch werden diese Kräfte in der täglichen Praxis mit fachlichen Aufgaben betraut, für die sie nicht ausgebildet wurden und für die sie - streng gesehen - ungeeignet sind, um dem Pflegebedarf auch nur in etwa zu begegnen (z.B. Beratungsgespräche, Verbände anlegen, Waschen, Bäder oder ähnliches mehr). Auf ehrenamtliche oder nebenamtliche Mitarbeit kann nur durch kontinuierliche Anleitung und Beratung seitens der fachlich qualifizierten Mitarbeiter sinnvoll zurückgegriffen werden. Es wäre zu wünschen, daß der Einsatz ehrenamtlicher oder nebenamtlicher Helfer durch verpflichtende Teilnahme an fachlich qualifizierenden Fortbildungsmaßnahmen begleitet wird.

Frauen können sich eine ehrenamtliche Mitarbeit in der ambulanten Versorgung durch Sozialstationen nur erlauben, wenn sie durch andere Einkommen abgesichert sind. Dadurch ist die berufliche Flexibilität von Frauen grundsätzlich ganz erheblich eingeschränkt.

In vielen Vier-Generationen-Familien sind oft schon zwei Generationen pflegebedürftig. Die Pflege von Angehörigen wird nicht selten durch nicht bewältigte Generationenkonflikte negativ beeinflußt. Bestehende menschliche Konflikte werden unter solchen Konstellationen leicht verschärft. Ein Punkt, der in diesem Zusammenhang leicht vernachlässigt wird, ist der, daß diese Konflikte sich häufig an den Pflegekräften entladen, die durch ihre Arbeit eigentlich automatisch ständig Gefahr laufen, zwischen die (Argumentations-) Fronten der Generationen zu geraten.

Da die meisten Mietwohnungen auf die klassische Kernfamilie zugeschnitten sind und im Durchschnitt in den Ballungszentren nur 3 Zimmer aufweisen, können pflegebedürftige Eltern aufgrund der räumlichen Einschränkung häufig nicht in den Haushalt ihrer Kinder oder anderer Familienangehöriger aufgenommen werden. Pflege in eigener Häuslichkeit wird durch bauliche Bedingungen sehr oft erschwert: Hohe Etagen kein Aufzug, kein Badezimmer, schlechte Wohnbedingungen sind die hauptsächlichen Indikatoren für dieses Problem.

Unter diesen Bedingungen können Schwerstpflegebedürftige z.B. in Heimen oft eher als in eigener häuslicher Umgebung am Leben in der Gemeinschaft teilnehmen. Sie finden dort auch leichter Kontakt zueinander, haben in Heimen Möglichkeiten, die in der Familie, in nachbarschaftlicher Umgebung oder im Freundeskreis fehlen. Ob Pflege in den eigenen vier Wänden oder im Heim angebracht oder besser ist, kann natürlich nur im Einzelfall nach Abwägung aller Umstände entschieden werden. Häufig wird übersehen, daß sich die Teilhabe an seiner Umwelt bei einem Großteil der Schwerstpflegebedürftigen, die ambulant versorgt werden, häufig genug in vereinzelten Kontakten und dem Blick aus dem Fenster erschöpft.

Plötzlich auftauchenden Notfällen kann von seiten der meisten Sozialstationen aufgrund der schlechten Personalausstattung selten genug innerhalb von 24 Stunden begegnet werden. Notfälle bleiben daher unverantwortlicherweise unversorgt oder müssen in Krankenhäuser oder Pflegeheime verwiesen werden.

5. Widersprüchliche Handlungsgrundlagen der Arbeit in Sozialstationen. (Aus der Diskussion) (B. Meifort)

In Sozialstationen ergibt sich aus einer Reihe von Widersprüchen, mit denen die Beschäftigten umzugehen haben, eine z.T. sehr problematische Arbeitssituation:

- An erster Stelle steht z.B. der Anspruch und der moralische Druck von seiten der Öffentlichkeit, die häusliche Pflege noch zu verstärken, obwohl die enormen Pflegeleistungen durch die primären Netzwerke (Familie, Freunde, Nachbarn) Normalfall sind und die Forderung, sie zu verstärken, insofern ungerechtfertigt ist.

- Ein weiteres Problem besteht darüber hinaus darin, daß es keine bundeseinheitliche Finanzierungsgrundlage für Sozialstationen gibt, obwohl Sozialstationen bereits seit 15 Jahren nahezu bundesweit arbeiten. Es ist ein Faktum, daß Krankenhäuser und Krankenkassen die Verweildauer im Krankenhaus kürzen und in zunehmendem Maße Schwerst- und Langzeitpflegen nach Hause entlassen, ohne daß die Sozialstationen für ihre daraus resultierenden intensivierten Pflegeeinsätze kostendeckende Pflegesätze in Anspruch nehmen könnten. Vielmehr ist auch die kommunale Förderung der Sozialstationen zurückgegangen, obwohl der Bedarf an Leistungen durch Sozialstationen steigt.

- Die steigende Nachfrage nach Schwerst- und Langzeitpflegen stellt erhöhte pflegetechnische Anforderungen, höhere Anforderungen an die ärztliche Betreuung sowie höhere Anforderungen an die Beschäftigten in Sozialstationen im Hinblick z.B. auf den Bedarf an Sterbebegleitung. Im Rahmen dieses Aufgaben- und Verantwortungszuwachses läßt das Spannungsverhältnis zwischen der ambulant zu verrichtenden Arbeit auf der einen und den familiären bzw. häuslichen Verhältnissen der Pflegepatienten auf der anderen Seite eine wirklich qualifizierte pflegerische Versorgung nur in begrenztem Umfang zu: Die Zusammenarbeit mit den Hausärzten ist nicht immer zufriedenstellend; einige Ärzte machen zu selten Hausbesuche oder vernachlässigen einige Patienten sogar. Pflegetechnisch stehen den Sozialstationen i.d.R. nicht die technische Ausstattung und die Hilfsmittel zur Verfügung, über die stationäre Einrichtungen verfügen können. Auch muß in diesem Zusamenhang hinterfragt werden, ob Sozialstationen - stellt man die Zunahme ihrer Leistungsaufgaben in Rechnung - ohne daß sie eine 24-stündige Betreuung tatsächlich anbieten können, pflegetechnisch zu Kleinkrankenhäusern werden sollen. Schließlich wirft die steigende Nachfrage nach Schwerst-, Langzeit- und Endpflegen als Folge der Auslagerung solcher Pflegepatienten aus stationären Einrichtungen die Frage auf, ob Sozialstationen dadurch nicht am Ende zum Sammelbecken für anderweitig nicht mehr zu versorgende Fälle (insbesondere gerontopsychiatrische Fälle) werden.

- An Sozialstationen und die dort Beschäftigten wird der Anspruch gestellt, daß ganzheitliche Pflege geleistet werden solle. Demgegenüber läßt die dünne Personaldecke von Sozialstationen sowie der zeitliche und finanzielle Druck, der auf den dort Beschäftigten lastet, i.d.R. nur kurze Einsätze ein- bis höchstens zweimal am Tag zu. Mehrfache Einsätze oder die Sicherstellung der Wochenendversorgung gestalten sich unter den geschilderten Voraussetzungen besonders schwierig; hierfür werden häufig nebenamtliche Kräfte eingesetzt.

- Sozialstationen sind personalpolitisch durch Tarifverträge, Arbeitszeitbestimmungen, Überstundenregelungen und individuellem Anspruch auf Zeitausgleich gebunden. Die Konkurrenzsituation mit privaten Pflegeanbietern zeigt, daß Sozialstationen häufig nicht so flexibel reagieren können wie diese. Hinzu kommt, daß in einigen Regionen die Zahl der privaten Anbieter mittlerweile ein Vielfaches der dort angesiedelten Sozialstationen erreicht hat (in Düsseldorf bspw. stehen 16 Sozialstationen insgesamt 46 private Anbieter gegenüber (1)).

- Angesichts der finanziellen und personellen Grenzen der Sozialstationen steigen bei zunehmendem Bedarf an häuslichen Pflegeleistungen sowohl die familiären wie auch die nachbarschaftlichen Belastungen. Der Leistungsanspruch an die ambulante häusliche Versorgung, ganzheitliche Pflege zu leisten, verkehrt sich unter diesen Voraussetzungen zu einem Anspruch an Familien oder Nachbarschaften - und damit zu einem unterschwelligen Anspruch der Gesellschaft an Frauen.

- In diesem Zusammenhang stellt sich nicht nur für die Beschäftigten in Sozialstationen die Frage, ob häusliche Pflege in jedem Fall humaner ist als stationäre Pflege. Gleichzeitig erhält diese Frage einen über die Organisation und Gestaltung ambulanter Versorgung hinausgehenden, gesamtgesellschaftlichen Aspekt: Kann ein Pflegekonzept human genannt werden, das alte pflegebedürftige Menschen einerseits und die pflegenden Frauen andererseits - diese gleichsam als "pflegerische Reservearmee" - ins politische Abseits stellt ?

- Die Behauptung, daß häusliche Pflege humaner sei, darauf ist im Voraufgegangenen bereits hingewiesen worden, kann angesichts der Erfahrungen der Beschäftigten in Sozialstationen mit den häuslichen und familiären Bedingungen der Pflegepatienten nicht uneingeschränkt bestätigt werden. "Familienpflege" im ursprünglichen Sinne gibt es kaum noch; die Familie als "der Pflegeort" kann in einer Gesellschaft, in der Kinder im Regelfall das Elternhaus spätestens mit 20 Jahren verlassen und nie mehr zurückkehren, nicht mehr unhinterfragt vorausgesetzt werden. Konflikte, die umgekehrt daraus entstehen, daß Eltern nach 30 oder mehr Jahren zu den ihnen nicht selten völlig entfremdeten Kindern als "Pflegefälle" zurückkehren, scheinen vorprogrammiert und sind durch Wunschvorstellungen nicht wegzudiskutieren.

- Auch aus der Sicht alter Menschen, die lange allein gelebt haben, sind neue, andere Konzepte erforderlich: An der Einsamkeit des Alterns kommt kein Versorgungskonzept vorbei. Im Hinblick auf ihre intellektuelle Situation ist es für alte Menschen sicherlich günstiger, in einer (Wohn-) Gemeinschaft zu leben, als allein in einer kleinen Wohnung, nur zeitweise von Pflegepersonal betreut. Überweist man alte Menschen, die lange Zeit allein gelebt haben, in ein Heim, kommt es jedoch häufig zu Zusammenbrüchen mit nicht selten schwerwiegenden psychischen und gesundheitlichen Folgen. Vor diesem Hintergrund ist die Zusammenarbeit von Sozialstationen mit Alten- und Pflegeheimen dringend erforderlich, um neue Konzepte (wie z.B. Tageseinrichtungen) zu erproben.

Die Sozialstationen und die in ihnen Beschäftigten müssen sich angesichts der oben geschilderten Probleme mit der Situation anfreunden, daß sie gegenwärtig zu einer Art Spielwiese für soziale Experimente geworden sind - zu einem Instrument in der Gesundheits- und Sozialpolitik für Partei- und Verbandspolitiker, für Ärzteschaft und Kirchenvertreter: Bis heute gibt es keine einheitliche Definition der Aufgaben der Sozialstationen, kein gemeinsames und begründetes Aufgabenverständnis. Zur Zeit definieren Politiker, Ärzte, Pfarrer und andere, was "Sozialstationen" sind, was sie zu tun haben und wer die anstehende Arbeit zu erledigen hat. Die Sozialstationen selbst, als Arbeitsorte qualifizierter Beschäftigter, reagieren nur: entweder betroffen, oder sie versuchen verzweifelt, die ihnen "von außen" gestellten Aufgaben und Ansprüche zu erfüllen:

Wenn z.B. die Krankenkassen und Krankenhäuser die Verweildauer der Patienten im Krankenkenhaus aus Kostendämpfungsgesichtspunkten verkürzen, lassen sich die Sozialstationen zu "häuslichen Krankenpflegestationen" definieren, ohne diese Situation zu hinterfragen. Wenn die Finanzierungsrichtlinien der Länder und Kommunen den Einsatz einer bestimmten Berufsgruppe vorschreiben, wird damit auch die Aufgabenstruktur der Sozialstationen von außen definiert. Wenn über Finanzierungsrichtlinien die Größe der jeweiligen Einzugsgebiete festgelegt wird, wird auf diesem Wege gleichzeitig auch die Größe der Sozialstationen bestimmt, ohne daß man die dort Beschäftigten nach der unter arbeitsorganisatorischen und pflegerischen Gesichtspunkten zu bestimmenden Gebietsgröße gefragt hätte.

Es ist daher an der Zeit, daß die Beschäftigten der Sozialstationen in einer Art Selbstklärungsprozeß beginnen, von der Basis her zu bestimmen, was für eine Institution die SOZIALSTATION sein will und sein kann und was sie leisten will. Gerade auch zur Klärung der Frage nach einem angemessenen bzw. unangemesenen Qualifikationseinsatz bei der ambulanten Versorgung ist eine Bestandsaufnahme darüber erforderlich, was die Sozialstationen leisten, mit welchen Problemen sie konfrontiert sind und welche Aufgaben absehbar auf sie zukommen. Erst danach kann die Frage diskutiert werden, was die in Sozialstationen Beschäftigten leisten sollen und wie sie das tun können sowie welche Hilfsmittel sie zur angemessenen Wahrnehmung dieser Aufgaben benötigen. Wenn bspw. nicht die grundsätzlichen Grenzen der Sozialstationen diskutiert werden, Langzeitpflegen und Sterbebegleitung zu leisten, weil Sozialstationen keine 24-Stunden-Betreuung anbieten können, oder wenn nicht diskutiert wird, ob Sozialstationen tatsächlich wie Kleinkrankenhäuser ausgestattet und pflegetechnisch arbeiten wollen und sollen, dann läßt sich auch die Frage nach den Ausstattungsrichtlinien und -standards, nach den Qualifikationsanforderungen und dem Fortbildungsbedarf für die Beschäftigten nicht hinreichend beantworten.

Bei der Frage nach den Qualifikationsanforderungen und dem Fortbildungsbedarf muß auch das vorhandene Berufsverständnis der Berufsangehörigen kritisch hinterfragt werden. In diesem Zusammenhang ist es insbesondere erforderlich, anzuerkennen, daß die Qualifikationen der Gesundheits- und Sozialberufe zum Teil ähnlich sind, zum Teil aber auch künstlich getrennt und unterschiedlichen Berufen zugeordnet werden, so daß die in Sozialstationen Arbeitenden ihre Qualifikationen zwangsläufig miteinander verzahnen müssen. Und auch darüber muß Klarheit hergestellt werden, daß die bislang vermittelten Berufsqualifikationen der in Sozialstationen Beschäftigten auf andere Anforderungen in anderen Einrichtungen abstellen als SOZIALSTATIONEN - nämlich auf die Anforderungen im **stationären** Bereich. Es ist deshalb für eine qualifizierte häusliche Altenpflege nicht ausreichend, wenn das in Sozialstationen eingesetzte Krankenpflegepersonal früher im Krankenhaus **unter anderem** auch mit älteren Patienten zu tun hatte. In diesem Zusammenhang kann es ebenfalls nicht als ausreichend bezeichnet werden, wenn Altenpfleger und Altenpflegerinnen weiterhin schwerpunktmäßig für die **stationäre Altenpflege** ausgebildet werden.

Zur Klärung der Frage nach den angemessenen Qualifikationen und dem erforderlichen Fortbildungsbedarf gehört es zwangsläufig auch, zu reflektieren, von wem eigentlich definiert wird, welcher Versorgungsbedarf bei den Pflegebedürftigen (und deren Familien) anfällt: Ambulante häusliche Pflege durch Sozialstationen als gemeindenahes Versorgungskonzept bedeutete politisch eine Abkehr von fremdbestimmter gesundheits- und sozialpflegerischer Versorgung in (Groß-) Einrichtungen. Umgekehrt gilt es aber zu bedenken, daß pflegerische Versorgung durch Sozialstationen keineswegs automatisch eine patientenorientierte, von den individuellen Bedürfnissen der Betroffenen bestimmte Versorgung darstellt. Wenn außer acht gelassen wird, daß zu bewältigende Aufgaben vom Berufsverständnis her definiert werden, dann wird auch außer acht gelassen, daß die Versorgungsqualität von der jeweiligen Berufsqualifikation bestimmt wird - und nicht unbedingt von den individuellen Bedürfnissen der Betroffenen. In diesem Zusammenhang kann auch die Selbsteinschätzung der Beschäftigten, im Hinblick auf die eigene Berufsqualifikation in Sozialstationen "angemessen" eingesetzt zu sein, nichts darüber aussagen, ob die pflegerische Versorgung aus der Sicht der befragten Pflegekräfte oder aus der Sicht der Bedürfnisse der betroffenen Patienten "angemessen" ist (2). Über diesen Unterschied zwischen Selbst- und Fremdeinschätzung der "angemessenen" Versorgung einerseits und der "angemessenen" Qualifikation andererseits nachzudenken, scheint insbesondere berechtigt, wenn eine der betroffenen Berufsgruppen - das Krankenpflegepersonal - die Frage nach den eigenen beruflichen Grenzen und Defiziten im Hinblick auf die Arbeit in Sozialstationen als gegenstandslos betrachtet (3).

Die Analyse der Arbeitssituation in Sozialstationen ergibt insofern, daß die Frage "Ambulante Versorgung - ja oder nein ?" so zu einseitig gestellt ist. Einseitig insofern, als Sozialstationen kaum Krankenhäuser und nicht in jedem Falle Heime ersetzen wollen und können; einseitig auch insofern, als es wenig erfolgversprechend sein wird, wenn nur Sozialstationen Versorgungskonzepte erarbeiten, ohne daß bspw. die anderen Institutionen der Altenhilfe (Alten- und Pflegeheime) an dieser Revision beteiligt würden. Letztere befürchten durchaus nicht ganz unbegründet, zu "Sterbehäusern" degradiert zu werden. Einseitig bleibt die oben in den Raum gestellte Frage aber auch im Hinblick auf die familienpolitischen Entwicklungen nach dem Kriege: Die Erfahrungen der Sozialstationen haben gezeigt, daß man nicht ausschließlich die ambulante Versorgung durch "die Familie" bevorzugen sollte. "Die Familie" existiert häufig genug gar nicht oder kommt angesichts vorhersehbarer Generationenkonflikte als Pflegeort gar nicht in Frage. So gesehen ist die Forderung nach einem **"menschenwürdigen Dasein zu Hause bis zum Tode"** vor dem Hintergrund häuslicher Existenzbedingungen und familiärer Belastungen von Fall zu Fall neu zu beantworten. Schließlich bleibt die oben gestellte Frage auch deshalb zu einseitig, weil in der Auseinandersetzung darüber, was die **"richtige Pflege"** sei, der Selbstklärungsprozeß über Leistung und Leistungspotential der **Sozialstation** ebenso unterbleibt wie die Klärung des beruflichen Selbstverständnisses der in Sozialstationen Beschäftigten.

Anmerkungen:

(1) Lt. Teilnehmerbericht auf der Fachtagung BERUFSFELD GESUNDHEIT.

(2) Diese Selbsteinschätzung kann lediglich ein Indikator für die Zufriedenheit der Befragten mit ihrer Arbeit sein. Insofern ist es m.E. auch nicht verwunderlich, daß das Krankenpflegepersonal als in Sozialstationen am stärksten vertretene Berufsgruppe bei einer Umfrage in Hamburg überwiegend die Überzeugung vertritt, in Hinsicht auf ihre Berufsqualifikationen angemessen eingesetzt zu sein - während Altenpfleger und Altenpflegerinnen, die in Sozialstationen in der Minderheit sind, einen "angemessenen" Berufseinsatz für sich nicht ohne weiteres bestätigen konnten. Vgl. HOCHSCHULE FÜR WIRTSCHAFT UND POLITIK HAMBURG: Evaluation des Konzepts Hamburger Sozialstationen - unter besonderer Berücksichtigung der Mitarbeitersituation. Projektleitung: Prf. Dr. W. Dembowski. Mitarbeit: S. Görres, K. Luckey.

(3) So die überwiegende Reaktion der Teilnehmer der Fachtagung BERUFSFELD GESUNDHEIT auf die provokative These der Referentin A. Wienand, daß ambulante Versorgung im Rahmen der Arbeit von Sozialstationen andere Qualifikationen erfordere als klassische Krankenpflege-Qualifikationen

6. Das Modellversuchsprogramm "Ambulante Dienste für Pflegebedürftige". Stand und erste Ergebnisse.
(F. Brandt)

6.1 Einleitung

Das vom Bundesminister für Jugend, Familie, Frauen und Gesundheit (BMJFFG) durchgeführte Modellprogramm "Ambulante Dienste für Pflegebedürftige", das ich Ihnen vorstellen möchte, ist nach einer längeren Vorbereitungsphase im Sommer 1984 angelaufen und soll sich insgesamt über 4 Jahre erstrecken. Seine Zielsetzung läßt sich global mit dem Schlagwort "Ambulant vor Stationär" umreißen oder auch mit dem Hinweis auf den auch im Bundessozialhilfegesetz (BSHG) postulierten Vorrang der offenen Hilfe gegenüber der Hilfe im stationären Bereich. Das Modellprogramm soll also Erkenntnisse darüber ermöglichen, ob und ggf. wie durch verstärkte ambulante Dienste und durch zusätzliche rehabilitative Hilfen "... die im häuslichen Bereich bestehenden Versorgungspotentiale von Familienangehörigen, Nachbarn und freiwilligen Helfern unterstützt und stabilisiert werden können, um so einen dauerhaften oder zumindest verlängerten Verbleib der Pflegebedürftigen in häuslicher Pflege sicherzustellen." (1)

So unumstritten eine solche Zielsetzung auf den ersten Blick auch erscheinen mag, so lassen sich jedoch bereits an ihr kritische Einwände gegen das Modellprogramm verdeutlichen. Es soll hier nicht auf den Vorwurf eingegangen werden, das Modell habe primär die Funktion, Zeit zu gewinnen um unbedingt erforderliche sozialpolitische Entscheidungen aufschieben zu können. Im Kern berechtigt ist aber der Einwand, daß die Förderung ambulanter Hilfen dann eine zweischneidige Zielsetzung ist, wenn sie ausschließlich durch das Leitmotiv "Kostenentlastung" bestimmt wird. Und dieser Aspekt steht in der öffentlichen Diskussion tatsächlich oft im Vordergrund, auch wenn der Hinweis nicht fehlt, ambulante Hilfe sei auch "humaner", womit eine Übereinstimmung zwischen dem Ziel (A) Kostenreduzierung und dem Ziel (B) bedürfnisgerechter Versorgung Pflegebedürftiger unterstellt wird. Diese Kongruenz ist aber bei weitem nicht immer gegeben.

Gleichzeitig hat die Propagierung der These, die häusliche Pflege sei die humane, die Heimpflege dagegen grundsätzlich die inhumane Lösung, durchaus kritisch zu bewertende Auswirkungen. Unter anderem werden die gesellschaftlichen Erwartungen gegenüber der Familie noch verstärkt, die Pflege eines pflegebedürftigen Angehörigen um welchen Preis und unter welchen Bedingungen auch immer zu übernehmen oder fortzuführen. Dabei ist der Vorwurf, die Familien entzögen sich in immer stärkerem Maße dieser Aufgabe, nicht zu belegen. Man kann im Gegenteil mit einiger Berechtigung die Auffassung vertreten, daß es überraschend ist, in welchem Ausmaß das familiäre Versorgungssystem trotz der demografischen und der gesellschaftlichen Entwicklung der letzten Jahre und Jahrzehnte und trotz ungenügender Hilfen von außen allen Belastungen standgehalten hat.

Diese Vorbemerkungen sollen vor allem verdeutlichen, daß sich Modellträger und wissenschaftliche Begleitung des Modellprogramms der Gefahr zu enger, zu einseitiger oder zu wenig differenzierter Zielsetzungen bewußt sein müssen. Das bedeutet auch, daß eine Bewertung der Ergebnisse des Modellprogramms nicht nach dem Maßstab des oben genannten Globalziels ("Mehr ambulant als stationär") durchgeführt werden kann. Eine sog. "Produktevaluierung" mit der Aussage, daß durch die Modellmaßnahmen in soundsovielen Fällen eine Heimeinweisung verhindert oder verzögert werden konnte, wäre bei weitem nicht hinreichend und würde die Möglichkeiten, die durch dieses Modellprogramm gegeben sind, nicht ausschöpfen.

6.2 Beschreibung des Modellprogramms

Worin bestehen nun die Maßnahmen bzw. die Interventionen, die das Modellprogramm vorsieht ?

Kern des Programms ist eine personelle Verstärkung der 16 teilnehmenden Sozialstationen um jeweils 2 Pflegefachkräfte und um bis zu 10 Zivildienstleistende. Diese 16 Modellstationen wurden, um dies anzumerken, aus insgesamt 165 Sozialstationen ausgewählt, die sich um die Teilnahme am Modellprogramm beworben hatten. Bei etwa 30 weiteren Bewerbern handelte es sich um Verbände, Kommunen, Landkreise und Institutionen der Alten- oder Behindertenhilfe. Berücksichtigt man nur die sich direkt bewerbenden Sozialstationen, so wird deutlich, daß immerhin 10% der damals bestehenden Sozialstationen sich für die Teilnahme an dem Modellprogramm interessierten. Unter ihnen waren, ohne daß dies an dieser Stelle mit konkreten Vergleichsdaten belegt werden soll, Sozialstationen in Einzelträgerschaft, Stationen nichtkonfessioneller Verbände, Stationen in städtischen Bereichen sowie solche Stationen überrepräsentiert, die bereits länger in Betrieb sind, als das beim Durchschnitt der in der Bundesrepublik arbeitenden Sozialstationen überwiegend der Fall ist.

Die Entscheidung darüber, welche Fachkräfte eingestellt und wieviele Zivildienstleistende einbezogen werden konnten, lag bei den einzelnen Sozialstationen. Entsprechend der ursprünglichen Absicht des BMJFFG, das in seiner ersten Modellkonzeption von einer Verstärkung nur durch Altenpfleger/-innen ausging, ist dieser Beruf unter den im Rahmen des Modellprogramms eingestellten Fachkräfte am häufigsten vertreten: Von insgesamt 36 sog. "Modellkräften" sind 18 Altenpfleger/-innen und 14 Krankenschwestern/-pfleger. Eine sehr große Spannweite ist im Hinblick auf die Zahl der eingestellten Zivildienstleistenden festzustellen: Theoretisch standen 150 Plätze zur Verfügung, 102 wurden beantragt und anerkannt; davon sind zur Zeit etwa 85 besetzt. Während 3 Modellstationen nur einen bzw. zwei Zivildienstleistende einsetzen, schöpfen bspw. drei andere das ihnen zustehende Kontingent von insgesamt 10 Plätzen voll aus.

Die personelle Aufstockung soll nicht allein die Zahl der Mitarbeiter/-innen der einzelnen Sozialstationen erhöhen und damit ihre personelle Kapazität verbessern, damit z.B. im Rahmen des vorliegenden Dienstleistungsangebots mehr Patienten übernommen werden können, sondern diese Maßnahme zielt auch und vor allem auf eine Ausweitung des Dienstleistungsangebots ab. Dabei geht es einmal um die Einbeziehung sog. "ergänzender Dienste", vor allem hauswirtschaftlicher Dienstleistungen. Man kann voraussetzen, daß diese Dienste von den Sozialstationen im allgemeinen nicht erbracht werden konnten und daß ihr Fehlen in vielen Fällen ausschlaggebend für einen Wechsel des Pflegebedürftigen in ein Alten- oder Pflegeheim war. Zum zweiten sollten die Modellstationen aber auch befähigt werden, stärker die Zielgruppe der Schwerstpflegebedürftigen zu berücksichtigen, wobei die dieser Zielsetzung zugrundeliegende Annahme, daß dies bisher nicht in ausreichendem Maße der Fall war, selbstverständlich umstritten war und ist.

Eine solche quantitative Verbesserung der ambulanten Dienste ist jedoch nur eine Zielsetzung der vorgesehenen Interventionen. Ein zweiter Komplex läßt sich unter dem Begriff "Qualitative Verbesserung" zusammenfassen. Die Qualität eines ambulanten Pflegedienstes wird durch eine Vielzahl von Faktoren bestimmt, von denen auch im Rahmen eines Modellprogramms nur wenige direkt beeinflußbar sind. Eine besondere Bedeutung wird in diesem Zusammenhamg der Kooperation beigemessen, was in der Modellkonzeption des BMJFFG als die Erwartung formuliert wird, "... in der jeweiligen Region solle eine intensive Zusammenarbeit aller mit dem Problem von Pflegebedürftigen befaßten Stellen ... erreicht werden." (2)

6.3 Zielsetzung des Modellprogramms

Auf einen dritten Komplex, die Ergänzung der ambulanten Pflegedienste um bestimmte Rehabilitationsmaßnahmen oder -einrichtungen möchte ich an dieser Stelle nur hinweisen; der Beitrag von U. Schwarzer über die in das Modellprogramm mit einbezogene Region Münster wird im Anschluß näher darauf eingehen.

Sie werden sich vielleicht fragen, worin das Modellhafte, das eigentlich Neue dieses Modellprogramms liegt. Die Verpflichtung zur Kooperation wird den Sozialstationen schließlich in fast allen Landesrichtlinien vorgegeben und eine personelle Aufstockung um zwei Pflegefachkräfte ist bei der Ihnen allen bekannten personellen Situation der ambulanten Pflegedienste auch nicht wesentlich mehr als der Tropfen auf dem heißen Stein. Lassen Sie mich mit einigen Sätzen daher den Charakter dieses Modellprogramms umreißen:

Es handelt sich tatsächlich nicht um ein Modell, bei dem gänzlich neue Wege erprobt, bei dem vorher ein detailliert erarbeitetes, in sich geschlos senes neues Reformkonzept umgesetzt wird. Es geht vielmehr um die Überprüfung oder die Weiterentwicklung einer bereits seit längerem praktizierten Konzeption. Damit sind zwei grundsätzlich unterschiedliche Modellansätze skizziert. Trotz der unbestreitbaren Erfolge der Institution SOZIALSTATION sind jedoch bestimmte Defizite nicht zu verkennen, die man vielleicht mit den folgenden Schlagworten umgreifen kann:

- Das relative Übergewicht der behandlungspflegerischen Leistungen gegenüber dem Einsatzfeld "Grundpflege";

- Schwierigkeiten, eine umfassende Hilfe anbieten zu können;
- schnelles Erreichen der Kapazitätsgrenzen im Hinblick auf zeitlich aufwendige Pflegen;
- weitgehend fehlende Möglichkeiten, präventive Aufgaben wahrzunehmen;

Es geht also darum, festzustellen, ob bestehende Grenzen hinausgeschoben, Defizite zumindest teilweise abgebaut werden können und inwieweit die skizzierten Interventionen dazu beitragen (können).

Es ist in dem hier zur Verfügung stehenden Rahmen kaum möglich, einen wenigstens einigermaßen umfassenden Überblick über die Fragestellungen der wissenschaftlichen Begleitung des Modellprogramms sowie über erste Ergebnisse zu vermitteln. Ich möchte mich deshalb auf einige Beispiele beschränken, wobei anzumerken ist, daß der Arbeitsansatz der wissenschaftlichen Begleitung des Modellprogramms insgesamt vier Zielkomplexe unterscheidet, darin Problembereiche formuliert, die wiederum bestimmte Ziele repräsentieren und schließlich diesen Problembereichen Analysefragen subsumiert. Die erwähnten vier Zielkomplexe sind:

1. Bedarfsgerechte und umfassende Versorgung von Pflegebedürftigen

2. Gemeindenähe / Gemeindeorientierung

3. Kooperation und Koordination

4. Selbsthilfekompetenz und Prävention

6.3.1 Bedarfsgerechte und umfassende Versorgung von Pflegebedürftigen

Im Rahmen des 1. Zielkomplexes wird u.a. die Patientenstruktur der Modellstationen untersucht. Die Institution SOZIALSTATION sieht sich häufig dem Vorwurf gegenüber, sie würde im Vergleich zur finanziell ergiebigeren Gruppe der Kranken die Pflegebedürftigen relativ wenig berücksichtigen. Damit stellen sich 2 Fragen: (1) Trifft diese Annahme zu, oder genauer: Wie stellt sich das quantitative Verhältnis zwischen "Kranken" und "Pflegebedürftigen" dar ? und (2) Wie hat sich dieses Verhältnis seit Beginn des Modellprogramms verändert ? Leider kann ich Ihnen noch keine endgültigen Ergebnisse darstellen, da die relevanten Erhebungen, die im Moment durchgeführt werden, erst nach Ablauf des Jahres 1986 vollständig ausgewertet werden können.

Was die erste Frage, also den Vergleich zwischen den Vorjahren und dem Zeitraum des Modellprogramms angeht, so zeigt ein erster, jedoch nicht abgesicherter Vergleich, daß die personelle Verstärkung sich in einer Zunahme beider "Leistungsgruppen" - behandlungspflegerische Leistungen einerseits, grundpflegerische Leistungen andererseits - niederschlägt, wobei unterschiedliche Zuwachsraten auf die jeweilige Ausgangssituation, aber auch auf die spezifische Art der Umsetzung des Modellprogramms durch die einzelnen Modellstationen zurückgeführt werden können.

Auch eine Aussage über das Verhältnis zwischen Kranken auf der einen und Pflegebedürftigen auf der anderen Seite unter den derzeitigen Patienten der Modellstationen ist noch nicht möglich, jedoch stellen die erbrachten Leistungen ein erstes Indiz dar. Erwartungsgemäß erbringen die Sozialstationen mehr behandlungspflegerische als grundpflegerische Leistungen (durchschnittlich etwa im Verhältnis 2 : 1), jedoch sagt dies allein nichts aus, da behandlungspflegerische Leistungen differenzierter erfaßt werden und außerdem jeweils weniger Zeit beanspruchen als etwa die Leistung "Körperpflege". Interessanter ist vielleicht eine Maßzahl, die die einzelnen Leistungen in Beziehung zur Zahl der Hausbesuche setzt. So wurden z.B. im 1. Quartal 1986 pro 100 Hausbesuchen etwa 115 behandlungspflegerische und 65 grundpflegerische Leistungen erbracht. Wählt man die jeweils wichtigsten Einzelleistungen aus, so ergibt sich, daß pro 100 Hausbesuchen im Durchschnitt 30 Injektionen verabreicht und 36 mal Körperpflege geleistet wurde.

Wie bereits angedeutet, können später auf der Grundlage von Erhebungen, die im Rahmen der wissenschaftlichen Begleitung des Modellprogramms durchgeführt werden, genauere Aussagen gemacht werden. Die Funktion dieser vorläufigen Maßzahlen liegt darin, daß sie Zusammenhänge verdeutlichen oder Fragestellungen aufzeigen können, denen noch nachzugehen sein wird. So besteht bspw. offenbar ein deutlicher Zusammenhang zwischen Personalstruktur und Personaleinsatz einerseits und der Leistungsstruktur der Sozialstation andererseits. Lassen Sie mich das an einem Beispiel verdeutlichen: Die Sozialstation A (in ländlicher Region, Einzelträger) hat pro 100 Hausbesuchen im 1. Quartal 15 Injektionen und 48 Körperpflegen eingetragen. Die Sozialstation B (in einer Großstadt, e.V., kirchlich) ebenfalls pro 100 Hausbesuchen dagegen 47 Injektionen und nur 22 mal Körperflege eingetragen. In Sozialstation B mit der relativ geringen Anzahl an Körperpflegen arbeiten nur Krankenschwestern und Altenpflegerinnen und relativ wenige Zivildienstleistende (und diese werden weder zu behandlungspflegerischen noch zu grundpflegerischen Leistungen herangezogen), während in Sozialstation A (mit verhältnismäßig wenigen Injektionen, aber vielen Körperpflegen) neben den beiden o.g. Berufen noch Krankenpflegehelferinnen, andere Helferinnen, Praktikantinnen sowie 10 Zivildienstleistende mitarbeiten - wobei letztere mit ganz wenigen Ausnahmen (z.B. Pflege der Trachealkanüle, Anus-praeter-Versorgung und Sondenernährung) alle in die Leistungskarte aufgenommenen Leistungen der Behandlungspflege und Grundpflege durchführen.

Solche Ergebnisse sollen an dieser Stelle noch nicht bewertet werden. Sie veranlassen jedoch dazu, nach den Ursachen der so unterschiedlichen Personaleinsatz- und Leistungsstruktur zu suchen. Und sie veranlassen vor allen Dingen dazu, die Gesamtproblematik eines derart unterschiedlichen Personaleinsatzes zu reflektieren sowie die Bedingungen und die Voraussetzungen zu formulieren, unter denen dies vertretbar ist.

Die angesprochene Kritik hinsichtlich einer relativ starken Berücksichtigung Kranker zuungunsten "nur" pflegebdürftiger Patienten muß nach den ersten vorliegenden Ergebnissen wesentlich entschärft werden. Zwar ist auch hierzu noch keine abschließende Aussage möglich, doch scheint sich anzudeuten, daß die Ablehnung der Übernahme einer Pflege eher dann möglich ist und auch praktiziert wird mit dem Hinweis auf "Kapazitätsgrenzen", wenn in der

Region auch weitere Anbieter tätig sind. Das ist i.d.R. nur in Großstädten der Fall, während eine Sozialstation in einer ländlichen Region keine Pflege ablehnen will oder kann, die - und das ist eine Einschränkung - im Rahmen ihrer Möglichkeiten liegt. Im allgemeinen trifft zu, daß Sozialstationen auf Anfragen, auf Hilfeanforderungen reagieren können, wobei selbstverständlich noch nichts darüber ausgesagt ist, ob im Einzelfall Art und Ausmaß der Hilfe hinreichend ist.

Wenn darüber letztlich auch nur eine Einzelfallanalyse Aufschluß geben kann, so geben einzelne Daten doch wichtige Hinweise auf die tatsächliche Situation "vor Ort". Dies gilt z.B. für Indikatoren wie

- zeitliche Anwesenheit der Pflegekräfte,
- die Zahl der Hausbesuche,
- Besuche zu unterschiedlichen Tageszeiten
- Besuche an Wochenenden usw.

Zur Dauer der zeitlichen Anwesenheit liegen noch keine, zur Besuchshäufigkeit noch keine hinreichend differenzierten Daten vor. Der überwiegende Teil der Hausbesuche erfolgt am Vormittag. Bei den meisten Sozialstationen sind es mehr als 80 % der Besuche, die in der Zeit zwischen 6 und 13 Uhr erfolgen; nur in wenigen Sozialstationen ist dieser Anteil geringer. Die übrigen Besuche entfallen überwiegend auf den Nachmittag, während sich die Situation hinsichtlich der Abendbesuche sehr unterschiedlich darstellt. Während einige Stationen kaum Abendbesuche in der Zeit zwischen 18 und 22 Uhr durchführen, kommen andere auf einen Anteil von 10 % bis 13 %. Nachtbesuche sind nach den bisherigen Ergebnissen, die sich nur auf das 1. Quartal 1986 beziehen, sehr selten. Eine Ausnahme bildet eine Sozialstation, die eine Nachtbereitschaft eingerichtet hat, die durch Zivildienstleistende wahrgenommen wird. In den übrigen Sozialstationen, die Nachtbesuche eingetragen haben, werden diese ausschließlich durch Pflegekräfte wahrgenommen. Während die Notwendigkeit von Nachtbesuchen unterscheidlich beurteilt wird, scheint andererseits die Tatsache, daß nur eine von 10 Modellstationen

Nachtwachen durchgeführt hat, die Grenzen der personellen Kapazität sehr genau aufzuzeigen.

Bei der personellen Verstärkung der Modellstationen durch Zivildienstleistende war vor allen an hauswirtschaftliche Hilfen, Begleitdienste und Kommunikationshilfen gedacht worden. Die ersten Ergebnisse zeigen, daß diese Aufgaben auch wahrgenommen werden, wobei meistens Hausarbeiten sowie die Zubereitung der Mahlzeiten die häufigsten Einzelleistungen sind. Relativ starke Unterschiede zeigen sich hinsichtlich der Begleitung von Patienten zum Arzt, beim Spaziergang usw. Während einzelne Modellstationen im 1. Quartal 1986 400 dieser Leistungen eingetragen haben, stellen sie bei anderen wiederum nur die Ausnahme dar. Ähnlich stark sind die Unterschiede hinsichtlich der Einzelleistung "Vorlesen, Spielen, Kommunikation". Es sind diese Leistungen und Aufgaben, die - wenn die eigentliche Pflege durch die Pflegefachkräfte erbracht worden ist - in einer größeren Zahl von Fällen dazu beitragen könnten, die These, die häusliche Pflege sei die humanere Lösung, unter Beweis zu stellen. Von daher müssen auch hier weitere Ursachenanalysen durchgeführt werden, wobei ein Zusammenhang bereits jetzt deutlich zu sein scheint: Je stärker die Zivildienstleistenden pflegerische Aufgaben wahrnehmen, desto weniger stehen sie offenbar für die genannten ergänzenden Dienste zur Verfügung. Bezieht man sich nochmals auf die bereits angesprochenen Beispiele der Sozialstation A und der Sozialstation B, so kann festgestellt werden, daß bei diesen willkürlich herausgegriffenen Beispielen die Sozialstation B, die ihre Zivildienstleistenden nicht in der Pflege einsetzt, doppelt so viele Leistungen der Gruppe "hauswirtschaftliche Hilfen", siebenmal so viele Leistungen der Gruppe "Begleitung" und zehnmal so oft die Leistung "Vorlesen, Spiele, Kommunikation" eingetragen hat wie die Sozialstation A, obwohl letztere die doppelte Zahl von Zivildienstleistenden im Einsatz hat.

Es würde an dieser Stelle zu weit führen, noch auf andere wichtige Einzelleistungen von Sozialstationen, wie z.B. die zeitweise Vertretung von Angehörigen oder die Vermittlung "sonstiger Dienste" einzugehen. Die im Rahmen des Modellprogramms vorgenommene Bestandsaufnahme hat ergeben, daß in fast allen Modellregionen zusätzliche Hilfsangebote zur Verfügung stehen, wie z.B. fast überall "Essen auf Rädern" und die Sozialberatung, während ambulante Therapieangebote, teilstationäre Einrichtungen oder die Möglichkeit zu Kurzzeitaufenthalten in stationären Einrichtungen wesentlich seltener vorhanden sind. Diese Situation schlägt sich auch in den auf den Leistungskarten angegebenen Vermittlungszahlen nieder, wobei zum gegenwärtigen Zeitpunkt eine Aussage darüber, ob es sich hierbei um ein sozialpolitisch zu wertendes "echtes" Versorgungsdefizit handelt, auf der Grundlage des gegenwärtigen Kenntnisstandes noch nicht möglich ist.

6.3.2 Gemeindenähe. Gemeindeorientierung.

Der Hinweis auf abgelehnte Pflegen, den ich weiter oben gemacht habe, sollte deutlich machen, daß sich das Interesse der wissenschaftlichen Begleitung des Modellprogramms nicht nur auf Patienten, die durch Sozialstationen versorgt werden, konzentrieren darf, sondern auch auf potentielle Patienten ausgedehnt werden muß. Dies ist einer der Problembereiche, die unter dem Zielkomplex "Gemeindenähe / Gemeindeorientierung" behandelt werden sollen. Von den Sozialstationen war von Beginn an erwartet worden, daß sie aufgrund ihrer räumlichen Lage und ihrer Verwurzelung in der Gemeinde über hilfebedürftige Personen und Familien bzw. über Ereignisse, die ein Hilfeangebot erforderlich und sinnvoll machen, informiert sein sollten. Aber die Zielsetzung, Hilfen anzubieten und auch jene Hilfebedürftigen aufzusuchen, die von sich aus noch gar nicht um Hilfe nachgesucht haben, ist nicht unumstritten.

Trotz einer oft guten Zusammenarbeit mit anderen Institutionen wird eine gewisse "Gemeindeferne" der Institution SOZIALSTATION in einigen Fällen durchaus zugegeben. Sie kann sich u.a. darin ausdrücken, daß im Einzugsbereich der Sozialstation relativ viele Pflegebedürftige leben, von denen die Sozialstation nichts weiß, denen also auch keine Hilfe - und sei es nur eine Beratung - angeboten werden kann. Die Reaktion der Sozialstationen auf diesen Sachverhalt ist sehr unterschiedlich. Während einige Sozialstationen bestrebt sind, nach Lösungen zu suchen und auch interessante Lösungen entwickelt haben, verhalten sich andere zurückhaltend bis ablehnend, was jedoch nicht nur auf begrenzte personelle Kapazitäten zurückzuführen ist.

Ich möchte in diesem Zusammenhang an die grundlegende Zielsetzung des Modellprogramms erinnern: Man kann davon ausgehen, daß der überwiegende Teil jener Personen, die in ein Pflegeheim aufgenommen werden, vorher nicht von "ambulanten Diensten" gepflegt worden war. Das bedeutet mit hoher Wahrscheinlichkeit aber auch, daß keinerlei fachkundige Prüfung der Möglichkeit einer ambulanten Versorgung durchgeführt worden ist, so daß der/die Betroffene ebenso wie die Familie nicht über Alternativen zur Pflegeheimunterbringung bzw. andere Hilfsmöglichkeiten beraten worden ist. Dabei geht es nicht darum, Bedarf zu wecken, wie vielfach argumentiert wird, sondern darum, unter dem Gesichtspunkt der Prävention dort einzugreifen, wo die Weichen falsch gestellt worden sind oder wo nach jahrelanger Pflege ohne Unterstützung und Entlastung die häusliche Versorgungskette tatsächlich zusammenzubrechen droht.

6.3.3 Kooperation und Koordination

Mit diesem Hinweis ist der dritte Zielkomplex angesprochen, der mit den Stichworten "Kooperation und Koordination" umrissen worden ist. Eine intensive Kooperation aller mit Pflegebedürftigen befaßten Institutionen oder Personen ist eine grundlegende Komponente eines in qualitativer Hinsicht optimalen Pflegeangebots. Kooperationsbereitschaft und -fähigkeit des Mitarbeiterteams der Sozialstationen müssen gestärkt werden und müssen von daher zum Thema von Fortbildungsmaßnahmen werden. Lassen Sie mich von den möglichen "Kooperationspartnern" der Sozialstationen zwei herausgreifen: Ärzte und Krankenhäuser. Das Verhältnis zwischen niedergelassenen Ärzten und Sozialstationen hat sich gegenüber früheren Jahren offensichtlich verbessert, was jedoch nicht bedeutet, daß keine Probleme auftauchen, daß keine - von beiden Seiten artikulierte - Kritik geübt würde. Für die einzelne Pflegefachkraft ist dabei Art und Intensität der Zusammenarbeit mit dem Arzt im konkreten Fall der Versorgung einzelner Patienten von Bedeutung, während die Sozialstation als solche von der vorhandenen oder mangelnden Bereitschaft des Arztes betroffen ist, Leistungen zu delegieren. In diesem Zusammenhang wirkt sich auch die ständig steigende Zahl niedergelassener Ärzte auf die Arbeit der Sozialstationen aus, die tendenziell in den kommenden Jahren dazu führen wird, daß (zumindest in dicht besiedelten Regionen) Sozialstationen und Ärzte in "Konkurrenz" um die Versorgung von Patienten treten werden. Interessant ist vielleicht in dieser Hinsicht, daß zumindest in den in die Untersuchung einbezogenen Modellstationen fast alle Versuche gescheitert sind, die niedergelassenen Ärzte des jeweiligen Einzugsbereichs zu einer gemeinsamen Informationsveranstaltung in die Sozialstationen einzuladen.

Verbesserungsbedürftig ist nach den bisherigen Erkenntnissen auch die Kooperation zwischen Sozialstationen und Krankenhäusern. Auf das Problem der Fehlbelegung will ich an dieser Stelle nach den Hinweisen in den vorausgegangenen Beiträgen nicht mehr weiter eingehen. Allerdings verweist gerade die Häufigkeit sog. "Fehlplazierungen" auf bestimmte Angebotsdefizite in der Versorgung außerhalb der Krankenhäuser, wobei ich vor allem an Kurzzeitpflegeplätze und Tagespflegeheime denke.

Ob die Zusammenarbeit zwischen einem Krankenhaus und einer Sozialstation funktioniert, läßt sich u.a. an der Art ablesen, wie pflegebedürftige Patienten "übergeben" werden. Mindesterfordernisse sind eine rechtzeitige Benachrichtigung der Sozialstationen über den Termin der Entlassung sowie umsetzbare Pflegeanleitungen. Da der Hinweis an die Angehörigen eines pflegebedürftigen Patienten nicht in jedem Falle ausreicht, muß das Krankenhaus den Kontakt zur Sozialstation aufnehmen. Das setzt hinreichende Informationen voraus, die oft nur dann gegeben sind, wenn in dem betreffenden Krankenhaus auch ein "Sozialdienst" tätig ist. Nach den einschlägigen Erfahrungen vieler Sozialstationen bestehen im Hinblick auf eine sachliche und fachliche Kooperation mit Stationsärzten und -schwestern teils erhebliche Schwierigkeiten, die u.a. darin begründet sind, daß die fachlich Verantwortlichen der Krankenhausstationen zu häufig wechseln . Ein ausreichender Informationsstand muß daher immer wieder von neuem erarbeitet und sichergestellt werden. Häufig genug kommt es dadurch zu Pflegeheimeinweisungen, die nicht mit Sozialstationen abgestimmt sind: Berichten aus Sozialstationen ist zu entnehmen, daß Krankenhausärzte oft zu schnell für eine Heimeinweisung votieren und die Angehörigen des Patienten entsprechend beeinflussen. Damit werden die Weichen für eine im Grunde in vielen Fällen nicht gerechtfertigte, von den Betroffenen selbst nicht gewollte und später nur schwer revidierbare Entscheidung gestellt.

6.3.4 Selbsthilfekompetenz und Prävention

Lassen Sie mich noch einigen Anmerkungen zum Zielkomplex "Selbsthilfekompetenz und Prävention" machen. Ein Wechsel in eine stationäre Einrichtung der Altenhilfe ist zum einen in einer frühen Phase einer plötzlich auftretenden Pflegebedürftigkeit und nach einem Krankenhausaufenthalt denkbar, zum anderen nach einer langen Phase von Pflegebedürftigkeit und häuslicher Pflege, wobei der auslösende Faktor ein zunehmender Grad der Hilfebedürftigkeit und/oder der Ausfall bzw. abnehmende Leistungsfähigkeit der Pflegepersonen sein kann. Wenn die Fähigkeit und die Kompetenz der Pflegepersonen in Familie, Verwandschaft und Nachbarschaft gestützt und stabilisiert wird (darauf zielen wesentliche Inhalte des Modellprogramms ab), dann könnten im Ergebnis Heimeinweisungen verhindert oder zumindest doch hinausgeschoben werden.

Zum gegenwärtigen Zeitpunkt der Untersuchungen im Rahmen des Modellprogramms lassen sich die Möglichkeiten von Sozialstationen, in dieser Hinsicht präventiv einzugreifen, noch schwer abschätzen, zumal die Sozialstationen (mit einigem Recht) mit entsprechenden Daten sehr zurückhaltend umgehen und substitutive Erhebungen der wissenschaftlichen Begleitung des Modellprogramms noch nicht durchgeführt worden sind. Einzelne Sozialstationen gehen davon aus, daß bis zu 20 % des betreuten Personenkreises in ein Heim wechseln müßten, wenn sie nicht durch die Mitarbeiterinnen der Sozialstation gepflegt und betreut werden würden. Inwieweit dieser Prozentsatz durch die oben kurz angerissenen "präventiven Maßnahmen" erhöht werden kann, muß noch genauer analysiert werden.

Allein der Gesichtspunkt, Heimeinweisungen zu vermeiden, kann jedoch bei diesen Analysen nicht ausschlaggebend sein. Denn in sehr vielen Fällen, in denen Pflegebedürftige zu Hause gepflegt werden, stellt das Pflegeheim keine sinnvolle Alternative dar. Hier muß es primär darum gehen, durch eine quantitative und qualitative Verbesserung des Pflegeangebots jene ganz erheblichen gesundheitlichen, psychischen und sozialen Belastungen zu mindern, die aus einer jahrelangen familiären Pflegearbeit resultieren können. Daneben muß selbstverständlich die Situation der Pflegebedürftigen selbst verbessert werden. Dabei geht es nicht nur um medizinisch-pflegerische Verbesserungen, sondern an exponierter Stelle gerade auch um die Berücksichtigung psychischer und sozialer Bedürfnisse der Pflege- und Hilfeabhängigen. Dazu ist ein Ausbau der ambulanten Dienste erforderlich; das Modellprogramm soll jedoch nicht nur Hinweise darauf ermöglichen, wie dieser Ausbau am effektivsten erfolgen sollte, sondern es soll auch die Notwendigkeit und die Dringlichkeit dieses Schrittes verdeutlichen.

6.4 Zusammenfassung

Das Modellprogramm und seine wissenschaftliche Begleitung bieten nicht nur die Gelegenheit, die Arbeit der Sozialstationen über insgesamt vier Jahre hinweg zu begleiten und damit vielfältige und differenzierte Fragestellungen zu bearbeiten, die in praxisrelevante Ergebnisse umgesetzt werden sollen. Ein anderer Effekt, der nicht unterschätzt werden darf, reicht über den Rahmen der einzelnen Sozialstationen und die direkten Interventionen, die im Rahmen des Modellprogramms möglich sind, hinaus: Man könnte von einer Anregungs- oder Initialfunktion sprechen. Ich möchte das am Beispiel der Zivildienstleistenden verdeutlichen. In der Anfangsphase, unter anderem in Gesprächen mit den Bewerbern war immer eine große Zurückhaltung und Unsicherheit in Bezug auf die Zivildienstleistenden festzustellen. Es ist nun nicht nur so, daß diese Vorbehalte in den Modellstationen längst einer positiven Beurteilung gewichen sind. Die Beispiele dafür, was mit dieser

Mitarbeitergruppe tatsächlich zu leisten ist, welche zusätzlichen Aufgaben erfüllt werden können, die schon immer als notwendig erkannt, für die aber bei "normaler" Personalbesetzung nie Zeit war, die Beispiele üben einen Einfluß auf andere Stationen, auf andere Träger und Verbände aus.

Ähnlich ist es mit Überlegungen und Maßnahmen, für die den Sozialstationen und ihren Mitarbeitern bisher die Zeit und nicht selten auch der Anstoß fehlte. Aktionen wie "Ferien von der Pflege" oder das Angebot "Nachtbereitschaft" sind spektakuläre Beispiele unter vielen anderen. Die Diskussion um das Modellprogramm und die damit verbundene Diskussion um die Situation der Pflegebedürftigen hat in Einzelfällen sogar Anlaß gegeben, über den Abbau von Defiziten nachzudenken und entsprechende Hilfsorganisationen zu gründen. Und durch das Modellprogramm wurden schließlich wieder verstärkt Landkreise und Kommunen in die Diskussion miteinbezogen. Ihr Interesse und Engagement läßt die Hoffnung zu, daß eine bisher nicht beantwortete Frage, die alle Modellstationen stark bewegt, bald beantwortet wird: "Was wird nach Ablauf der vier Jahre Modellprogramm ?"

Anmerkungen

(1) Modellkonzeption des BMJFFG vom 22. August 1983, S. 2

(2) Ebda, S. 5

7. Das Modellversuchsprogramm "Ambulante Dienste für Pflegebedürftige". Eine Vor-Ort-Untersuchung in Münster.

(U. Schwarzer)

Die Heterogenität der Aufgabenwahrnehmung und der Organisationsstruktur der Sozialstationen in der Bundesrepublik macht es fast unmöglich, von "der Sozialstation" zu sprechen, dem Typus Sozialstation, der für alle Sozialstationen in der Bundesrepublik stehen könnte; darauf ist in den voraufgegangenen Beiträgen mehrfach hingewiesen worden. Im Rahmen meiner Darstellung will ich auf eine Anregung zurückkommen, die auf die Fragestellung abzielte: Warum ist es nicht möglich, stationäre und teilstationäre Einrichtungen zu schaffen, die bedarfsgerecht arbeiten und die möglicherweise auch die Klischees, die wir alle über solche Einrichtungen haben, weit hinter sich lassen ? Ausgehend von dieser Fragestellung lassen sich m.E. Schwierigkeiten und Problemstellungen bei der Versorgung und Pflege alter und hilfsbedürftiger Menschen - auch was die Zusammenarbeit derartiger Institutionen mit Sozialstationen angeht - sehr deutlich darlegen:

Das Modellprogramm "Ambulante Dienste für Pflegebedürftige" wird in Münster, einer der Regionen, in denen drei sog. "Modellstationen" (Sozialstationen, die am Modellprogramm der Bundesregierung beteiligt sind) vertreten sind, ergänzt durch eine Untersuchung, die alle Sozialstationen der Region umfaßt, gleichzeitig aber auch Institutionen des ambulanten, teil- und vollstationären Bereichs (z.B. Nachbarschaftshilfen, Altenheime, eine Tagespflegeeinrichtung und Krankenhäuser) miteinbezieht.

Mit dieser Ausweitung der ursprünglich im Rahmen des Modellprogramms verankerten Untersuchungen sollen spezielle Fragestellungen wie z.B. die nach den Schnittpunkten zwischen der ambulanten und der stationären Versorgung mit aufgefangen werden; dazu war es erforderlich, die gesamte Versorgungssituation in der Altenhilfe in der Region Münster zu erfassen.

Diese Vorgehensweise hat sich als richtig und wichtig erwiesen, weil die Beziehungen zwischen der ambulanten und der stationären Versorgung, insbesondere im Hinblick auf die Kapazitäten der Sozialstationen auf der einen und der Altenheime auf der anderen Seite, im Rahmen der angestellten Untersuchungen sehr anschaulich hervortraten.

Unter der Zielperspektive "Ambulant vor Stationär" gelangt man so zu

Einsichten, die vielleicht nicht einmal so neu (jetzt allenfalls belegbar) sind, die jedoch bei der konzeptionellen Umsetzung in bedarfsgerechte Einrichtungen neue Wege in der Altenhilfe eröffnen können, die aber derzeit noch nicht mit den herrschenden Rahmenbedingungen der Altenhilfe aber auch des gesamten Gesundheitssystems in Einklang gebracht werden können. Ich möchte mich an dieser Stelle ohne Berücksichtigung der breit gefächerten Fragestellungen und der z.T. schon vorliegenden Ergebnisse aus dem Modellprogramm auf das Problem "Bedarfsgerechte Einrichtung" am Beispiel einer für Münster (im Rahmen des Modellprogramms) geplanten Rehabilitationseinrichtung konzentrieren.

Die Ausgangsfragen lauten:

Was kann eine Rehabilitationseinrichtung, die einen Tages- und/oder Kurzzeitaufenthalt gewährleisten soll, im Gegensatz oder vielleicht in Zusammenarbeit mit Sozialstationen, Krankenhäusern leisten ?

Was leisten die Altenhilfeeinrichtungen überhaupt ? Können sie das Ziel erreichen, möglichst viele Pflegebedürftige in ihrer häuslichen Umgebung zu belassen bzw. nach einem Krankenhausaufenthalt dorthin wieder zu entlassen ?

Erlauben Sie mir, zunächst einmal die Versorgungssituation in Münster zu schildern:

Der Altenheimbereich zeichnet sich vor allem durch fehlende Heimplätze aus, die erstmals Im Jahre 1983 mit 260 Altenpflegeheimplätzen im Altenhilfeplan der Stadt Münster quantifiziert wurden (1). Das Defizit, das hier im Vergleich zu den Vorgaben des Landesaltenhilfeplans zutage tritt, ist allein deshalb nicht nur rein kalkulatorisch, weil auch heute noch lange Wartelisten insbesondere im Pflegebereich bestehen. Unsere Untersuchung kommt zu dem Ergebnis, daß bei der Aufnahme in eines der 18 bestehenden Heime die Gruppe der Schwerstpflegebedürftigen mit 44.2 % an der Spitze liegt, gefolgt von den Nichtpflegebedürftigen mit 34.4 % und schließlich den Leichtpflegebedürftigen mit 21.4 %. Von den in ein Altenheim überwiesenen Krankenhauspatienten (dies sind immerhin 44.4% aller Aufnahmen), waren 68.7% schwerstpflegebedürftig. Unter dem Gesichtspunkt der Rehabilitation muß in Kenntnis dieser Zahlen festgehalten werden, daß unter den Voraussetzungen des gegenwärtigen Personalbestands in den Altenheimen und dem wachsenden Anteil höherer Pflegebedürftigkeit der Altenheimbewohner die Spielräume für rehabilitative Maßnahmen und die Chancen der Patienten auf eine erfolgreiche Rehabilitation immer geringer werden.

Die Sozialstationen bleiben naturgemäß nicht unberührt von dieser Entwicklung. Die Kapazitätssituation in den Altenheimen führt dazu, daß ein nicht unbeträchtlicher Teil der Altenheiminteressenten zu Nachfragern ambulanter Leistungen wird - und dies, obwohl in Münster insgesamt 9 Sozialstationen bereits etwa 700 Patienten monatlich versorgen.

An Einzelfällen wird zwar deutlich, daß auch sog. "schwere Pflegen" unter qualitativen medizinisch-pflegerischen Gesichtspunkten durchaus ambulant zu leisten sind, doch ist die zeitliche Beanspruchung der Mitarbeiter/-innen von Sozialstationen so groß, daß sich bei einer weiteren Zunahme höherer Pflegebedürftigkeit die Zahl der insgesamt versorgten Patienten zwangsläufig drastisch verringern würde. Eine "Bevorzugung" höherer Grade von Pflegebedürftigkeit im Rahmen der ambulanten Versorgung durch Sozialstationen hätte vielleicht sogar den fatalen Effekt, daß eine größere Anzahl weniger belasteter Patienten um Aufnahme in die sich durch Voll- und vielleicht sogar durch Überversorgung auszeichnenden Altenheime bewerben müßte.

Diese hier nur skizzierte Auslastungssituation der Sozialstationen hat zur Folge, daß

- Schwerstpflegebedürftige nur in engen Grenzen versorgt werden können (z.T. nur dann, wenn auf helfende Familienangehörige zurückgegriffen werden kann);
- "Rundum-Versorgungen" nicht geleistet werden können;
- Absagen erteilt werden müssen (auch von Modellstationen !);
- die realen Handlungsmöglichkeiten der Nacht- und Wochenendversorgung eingeschränkt sind.

Spezifische Rehabilitationsmaßnahmen, wie sie bei einer Zunahme der Pflegebedürftigkeit der Patienten angeboten werden müssen - insbesondere Bewegungs- und Körperübungen - gehören ebenfalls zum Leistungsspektrum von Sozialstationen. Auch sie können aus Kapazitätsgründen nicht immer geleistet werden. Dabei schwankt die Intensität und die Häufigkeit derartiger

Leistungen zwischen den Sozialstationen sehr stark: Sie kann von 33 im Monat geleisteten Körperübungen einer Sozialstation bis zu 251 einer anderen Sozialstation reichen. Neben der Auslastungssituation kommt für die Bewertung dieser widersprüchlichen Situation noch hinzu, daß Körperübungen nur bedingt abrechenbar sind. Das heißt, daß eine Zunahme von Rehabilitationsmaßnahmen (wie es Körperübungen sind oder sein können) den von den Sozialstationen ohnehin meist zu erbringenden Eigenanteil an Versorgungskosten noch erhöhen können - also rein betriebswirtschaftlich betrachtet nicht im Interesse einer Station liegen dürften.

Teilstationäre Einrichtungen wie bspw. eine im vergangenen Herbst in Betrieb genommene Tagespflegeeinrichtung mit gerontopsychiatrischem Schwerpunkt laufen dabei ebenso Gefahr, zur Anlaufstelle für bisher nicht versorgte Menschen höherer Pflegebedürftigkeit zu werden. Dies wurde insbesondere in den ersten Monaten der Arbeit dieser Einrichtung deutlich, als das Durchschnittsalter der Patienten bei fast 82 Jahren lag und der Tagesaufenthalt sowie die 5-Tage-Woche als Öffnungszeit nicht mehr auszureichen schien. Die Notwendigkeit einer vollstationären Versorgung lag für einen großen Teil der Patienten näher als die Möglichkeit, einen dieser Tagesgäste wieder ohne weitere Betreuung in die häusliche Umgebung zu entlassen, wodurch das eigentliche Ziel der "Tagespflege" zumindest in der Anfangsphase dieser Einrichtung nicht erreicht werden konnte.

Die zu Beginn gestellte Frage nach der Bedarfsgerechtigkeit von Pflege in Rehabilitationseinrichtungen im Verhältnis zur grundsätzlichen Priorität häuslicher Versorgung spitzt sich unter diesen Voraussetzungen (A) auf die unabdingbare Notwendigkeit einer verbesserten ambulanten Versorgung und (B) der Entwicklung von Konzepten und Strategien zur (präventiven) Vermeidung von Pflegebedürftigkeit zu. Dazu wären jedoch Vorfragen zur Pflegebedürftigkeit und zur Aufnahme in Altenheime zu klären:

1. Die allzu oft und zu vorschnelle medizinische Beurteilung von älteren Patienten als "Pflegefall" wird von Sozialmedizinern ebenso verurteilt (2) wie, angesichts einer Multimorbidität im Alter, die medizinische und sozialrechtliche Trennung von Krankheit und Pflegebedürftigkeit. Berücksichtigt man zusätzlich, daß in der Medizin bisher mehr die berufliche Rehabilitation als eine Rehabilitation im Alter thematisiert

wurde, ergeben sich völlig neue Perspektiven und auch Chancen für diejenigen, die wir "Pflegebedürftige" nennen.

2. In Münster habe ich ein Jahr lang untersucht, wie die neuen Bewohner der 18 Altenheime vorher versorgt wurden. Dabei habe ich festgestellt, daß der größte Anteil (44.4 %) aus dem Krankenhaus kommt; ein Anteil, der sich noch auf 46.1 % erhöht, wenn man das Landeskrankenhaus mit hinzuzählt. 30.8 % haben in ihrer Wohnung allein, 12.8 % mit ihren Angehörigen jeweils **ohne Betreuung durch eine Sozialstation** gelebt. Betrachtet man die Gruppe der Schwerstpflegebedürftigen für sich, so kommen sogar 69.2 % der neuen Heimbewohner direkt aus dem Krankenhaus. Nur 4.4 % aus dieser Gruppe wurden vorher von einer Sozialstation betreut. Die Aufnahme ins Altenheim hängt also sehr stark mit einer vorhergehenden Krankenhausbehandlung zusammen.

Die Ursachen für einen Krankenhausaufenthalt älterer Menschen liegen häufig in Erkrankungen wie z.B. Herz-, Kreislauf- oder Durchblutungsstörungen, Apoplexie, Frakturen u.ä.m. Gerade bei diesen Erkrankungen ist eine frühzeitige und kontinuierliche Rehabilitation notwendig. Wenn man davon ausgeht, daß nicht bei allen Patienten die Möglichkeit einer Rehabilitation berücksichtigt wird, daß auf der anderen Seite auch Hochleistungskrankenhäuser nach Auffassung von Sozialmedizinern nicht immer auf eine intensive Rehabilitation älterer Menschen vorbereitet sind, so bleibt nur noch der Teil an Patienten, dem gewisse Rehabilitationschancen eingeräumt werden können und der seit Beginn der Erkrankung entsprechend therapiert wurde. Wenn man diese Patientengruppe, die hier in Münster am Universitäts-Klinikum behandelt wurde, weiter verfolgt, dann wird man leider aber auch feststellen, daß die älteren Patienten nach der Frühmobilisierung bzw. der Akutphase in kleinere und kostengünstiger arbeitende Krankenhäuser weiterverwiesen werden. Dabei wird in einer nicht unerheblichen Zahl von Fällen die Kette der kontinuierlichen Rehabilitation unterbrochen. So kann es kommen, daß viele der älteren Patienten bei pflegerelevanten Diagnosen auf einen Altenheimpflegeplatz warten müssen, der aber aus den o.a. Gründen nur schwer zu finden ist. Für die Betroffenen ergibt sich daraus eine fast ausweglose Situation.

Verpaßte Chancen aufgrund fehlenden medizinischen Problembewußtseins, gekoppelt mit fehlenden Rehabilitationseinrichtungen für alte Menschen führen in vielen Fällen dazu, daß aus einem kranken Krankenhauspatienten ein auf einen Altenheimplatz wartender Pflegebedürftiger wird, der aufgrund fehlender Kapazitäten auch von einer Sozialstation nicht mehr versorgt und schon gar nicht ausreichend rehabilitativ betreut werden kann.

Aus dieser Erfahrung heraus haben sich Überlegungen im Hinblick auf eine Einrichtung ergeben, die die befahrene Einbahnstraße vom Krankenhaus zum Altenheim erweitert um eine Straße, die in Richtung häuslicher Versorgung bzw. der ambulanten Betreuung durch Sozialstationen führt. Gemeint ist eine Rehabilitations-Modelleinrichtung, die im gegenwärtigen Planungsstadium 24 Plätze (18 Kurzzeit- und 6 Tagesplätze) umfaßt und die bei ausgewählten Diagnosen wie Apoplexie, Durchblutungsstörungen und Frakturen diagnosebezogen die bereits in der Universitätsklinik frühzeitig mobilisierten Patienten rehabilitieren kann. Diese Aufgaben sollen abgestuft zunächst vollstationär, dann im Tagesaufenthalt durchgeführt werden, um den Patienten schrittweise wieder an seine häusliche Umgebung zu gewöhnen. Dieses Verfahren dient einerseits dem Alltagstraining des Patienten in der gewohnten Umgebung seines Haushalts, andererseits dient es aber auch dem pflegenden Personal, um Möglichkeiten für instrumentelle Hilfe im Haushalt besser erkennen zu können. Dort, wo es notwendig erscheint, soll eine Sozialstation direkt von seiten der Rehabilitationseinrichtung vermittelt werden.

Sozialstationen mit ihren geringen Rehabilitationsmöglichkeiten sollen also nicht, wie bisher, nur dann angefragt werden, wenn kein Altenheimplatz zur Verfügung steht, die therapeutische Kette u.U. schon unterbrochen und die Pflegebelastung für die Sozialstation schon zu groß wäre, sondern erst in einem späteren Stadium der Rehabilitation. Auf diese Weise könnte in der Tat mit Unterstützung der Sozialstationen der Prozeß der Rehabilitation erfolgreich zuendegeführt und der Weg ins Altenheim verhindert, zumindest aber hinausgezögert werden; auch eine Verkürzung des Krankenhausaufenthalts wäre unter den geschilderten Voraussetzungen denkbar.

Weder die oben geschilderten Probleme noch die Konzeption dieser Modelleinrichtung sind aus der Luft gegriffen. Eine solche Einrichtung stellt eine sinnvolle Weiterentwicklung dessen dar, was in der Bundesrepublik vereinzelt, ohne von Fachleuten bislang groß zur Kenntnis genommen worden zu sein, bereits praktiziert wird. Ein Grund dafür, daß dieser Weg in der Altenhilfe bislang so gut wie gar nicht beschritten wurde, mag vor allem in der Finanzierung einer solchen Einrichtung mit ihren Leistungen liegen.

Es handelt sich dabei um eine Finanzierung, die von den Krankenkassen über Pflegesätze für ärztlich betreute Spezialeinrichtungen gem. § 184a RVO bei Leistungen, die eine Krankheit heilen, Beschwerden lindern oder vor einer Verschlimmerung bewahren, im Regelfall gewährt wird. Die Krankenkassen sind deshalb in diese Modellvorstellungen mit einbezogen, weil

- es sich bei den Beschwerden der Patienten i.d.R. um "Krankheiten" handelt,
- die Krankenversicherung nach dem Rehabilitations-Angleichungsgesetz (RehaAnglG) von 1975 Kostenträger einer Rehabilutationsmaßnahme sein kann,
- die Rentenversicherung nur als Kostenträger für die berufliche Rehabilitation in Frage kommt.

Rahmenbedingungen erschweren den Weg

Gespräche mit den Krankenkassen haben deutlich gemacht, daß die hier vorgestellte Konzeption zwar auf Interesse stößt, auf der anderen Seite jedoch neue Kostensteigerungen befürchtet werden.

Der Verwirklichung der Konzeption steht dabei u.a. auch im Wege, daß es sich bei den skizzierten Rehabilitationsmaßnahmen um Kann-Leistungen der Kasse handelt. Hinzu kommt, daß die Kassen nach der letzten "Konzertierten Aktion im Gesundheitswesen" gehalten sind, zusätzliche Verträge mit Leistungsanbietern nicht mehr abzuschließen. Der Anteil der Kosten, die durch "184a-Einrichtungen" (bei denen die meisten noch nicht einmal der Altenhilfe angehören) entstehen, ist jedoch mit ca. 2 % der Gesamtausgaben eher als verschwindend gering zu bewerten - was im übrigen auch von seiten der Krankenkassen bestätigt wird (3).

Die Frage nach der Finanzierung einer solchen Einrichtung führt, je weiter man sie verfolgt, immer tiefer in die verzweigten Rahmenbedingungen der Altenhilfe und, darüber hinaus, des Gesundheitswesens insgesamt - und von daher immer weiter weg vom Problem der Bedarfsgerechtigkeit. Die Bedarfsgerechtigkeit allein scheint dabei nicht auszureichen. Hinzu kommt, daß Spezialeinrichtungen wie die hier vorgestellte von den Krankenkassen derzeit mit Zurückhaltung betrachtet werden, weil Spezialeinrichtungen nicht von den Krankenhausbedarfsplänen berücksichtigt werden, da die stationäre Planung verschiedenen Steuerungsmechanismen unterliegt. Die Angst der Kassen ist nicht ganz unbegründet, da die Gefahr groß ist, daß z.B. die in letzter Zeit in Bedrängnis geratenen Krankenhäuser in den nicht vom Bedarfsplan geregelten "Markt" der Spezialeinrichtungen flüchten.

Auf der Grundlage der Schwierigkeiten, die sich bei der Implementation der vorgestellten (teilstationären) Rehabilitationseinrichtung für alte und hilfsbedürftige Menschen ergeben haben, lassen sich folgende Forderungen für die Zukunft aufstellen:

1. Grundsätzlich müssen wir uns alle in der Zukunft noch stärker auf den alten und hilfsbedürftigen Menschen einstellen; Altenhilfeeinrichtungen sollten bedarfsgerecht sein und auch in genügender Zahl zur Verfügung stehen.

2. Wenn die geburtenstarken Jahrgänge in der Vergangenheit höhere Ausgaben im Schul-, Universitäts- und Berufsausbildungsbereich bedeuteten, dann muß jetzt auf der Grundlage der absehbaren demografischen Entwicklung von der Notwendigkeit einer verstärkten finanziellen Förderung der Altenhilfe und Altersversorgung ausgegangen werden.

3. In Zukunft muß mehr Gewicht darauf gelegt werden, den gesamten alten Menschen zu sehen, nicht den Kranken auf der einen, den Pflegebedürftigen auf der anderen Seite. Allein diese Trennung, die ausgehend vom Krankenhaus alle Institutionen unseres Gesundheitswesens, einschließlich der Bestimmungen des Sozialversicherungsrechts betrifft und bis hin zur Zuständigkeit verschiedener Bundesministerien für Kranke und Pflegebedürftige reicht, muß kritisch hinterfragt werden.

4. Dies alles bedeutet auch, daß es erforderlich ist, an einer sinnvollen Veränderung der derzeitigen Rahmenbedingungen der Altenhilfe zu arbeiten. Während einmütig der Vorrang der häuslichen vor der stationären Versorgung propagiert wird, ist es für Träger von Altenhilfeeinrichtungen leichter denn je, ein Pflegeheim zu bauen - anstatt eine Rehabilitationseinrichtung, die die Möglichkeiten zur Rückführung des Patienten in ihre häusliche Umgebung offenläßt. Diese Situation ist mehr als bedauerlich, macht aber deutlich, daß wir alle, die an der Entwicklung und Verbesserung der Altenhilfe arbeiten, vielleicht erst am Anfang einer Aufgabe stehen, deren Umfang uns die nackten Zahlen demografischer Entwicklungen nur unzureichend vermitteln können.

ANMERKUNGEN:

(1) Altenhilfeplan der Stadt Münster. Münster 1983, S. 202

(2) Vgl. VIEFHUES: Behandlungsfall oder Pflegefall ? In: Zeitschrift für Sozialreform 6/1982, S. 357 ff.

(3) WESTPHAL, E.: Sind die Kur- und Spezialeinrichtungen Schuld am Bettenberg ? In: f & w, Mai/Juni 1986, S. 11.

8. **Die Netzwerkstruktur ambulanter Versorgung.**
(Aus der Diskussion)
(B. Meifort)

Modellversuche laufen im Hinblick auf ihre Programmatik und angesichts des politischen Erfolgsdrucks, dem sie unterliegen Gefahr, daß Einzelziele von Problemzusammenhängen isoliert und Folgeprobleme vernachlässigt werden. So gesehen wirft die politische Setzung "Ambulant vor stationär" auch den Modellprogrammen zur Verbesserung der ambulanten Pflege neben den systematischen Informationen, die sie zweifelsohne liefern, und wichtigen Hinweisen auf strukturellen Regulationsbedarf eine Reihe von nicht zu vernachlässigenden Problemen auf.

Zunächst: Die Zunahme an Pflegebedarf durch Sozialstationen ist kein isoliert zu behandelndes Problem: Sozialstationen sind Teil eines Netzwerks von Versorgungsinstitutionen. In diesem Netzwerk sind ganz unterschiedliche Versorgungselemente miteinander verbunden und geplante Veränderungen haben nicht zu unterschätzende Auswirkungen auf die gesamte Netzwerkstruktur:

Die Entwicklung im Bereich der häuslichen Pflege ist bspw. eng mit der künftigen Entwicklung der Ärztezahlen verbunden. Die Auswirkungen, die sich aus einer steigenden Zahl niedergelassener Ärzte auf die Arbeit in Sozialstationen ergeben könnten, sind nicht genau abschätzbar; sie könnten sich ebenso in einer höheren Zahl von Überweisungen Pflegebedürftiger in stationäre Einrichtungen niederschlagen wie aber auch in einer größeren Bereitschaft von Ärzten, selbst Hausbesuche zu machen und dabei Aufgaben, die zuvor an Sozialstationen delegiert waren, selbst wahrzunehmen - z.B. Spritzen geben.

Netzwerkartig verflochtene strukturelle Abhängigkeiten bestehen auch zwischen Sozialstationen und den Krankenhäusern bzw. den Alten- und Pflegeheimen. Die Informationen aus den Modellversuchen in der Region Münster über die bisherige Praxis der Heimeinweisungen zeigen bspw., daß Fragen nach den Möglichkeiten und Grenzen ambulanter häuslicher Versorgung bislang weitgehend ohne Beteiligung der Sozialstationen getroffen worden sind, so daß auch in dieser Hinsicht verstärkt nach regionalisierten Kooperationsmodellen zu suchen ist.

Eine Sichtweise, welche die strukturellen Abhängigkeiten der Versorgungsprobleme Pflegebedürftiger im Auge behält, ist auch im Hinblick auf die Zusammenhänge zwischen Anbieter- und Leistungsstruktur der gesundheits- und sozialpflegerischen Arbeit dringend erforderlich. Demnach bedeutet die Stärkung des häuslichen Pflegepotentials über Präventionsmaßnahmen zur Vermeidung von Heimeinweisungen nicht nur, daß die Kette Wohnung - Krankenhaus - Heim durch zusätzliche institutionelle Angebote (wie z.B. Sozialstationen) aufgebrochen wird. In der Leistungsstruktur pflegerischer Versorgung bedeutet Prävention auch, die Leistungskette Hauspflege - Krankenhauspflege - Heimpflege um rehabilitative Maßnahmen zur Vermeidung oder zur Verkürzung von Krankenhausaufenthalten und Heimpflege zu erweitern. Solche rehabilitativen Angebote ziehen jedoch institutionelle Maßnahmen, bspw. die zusätzliche Eröffnung von Tageseinrichtungen zur ambulanten rehabilitativen Betreuung sowie, nicht zuletzt, personelle Maßnahmen in den bereits vorhandenen Einrichtungen (Krankenhäuser, Sozialstationen, Pflegeheimen) nach sich, weil in den vorhandenen Einrichtungen bei gegebenem Personalstand die Rehabilitationschancen mit zunehmendem Grad an Pflegebedürftigkeit abnehmen; dort ist eine Verbesserung der Leistungsstruktur auf der Grundlage politischer Initiativen nicht zu erwarten.

Darüber hinaus ist das politisch gesetzte Programm "Stärkung des ambulanten Bereichs durch präventive Maßnahmen" - um Heimeinweisungen zu verhindern - trotz der auf den ersten Blick durchaus positiven Zielrichtung bei näherer Betrachtung nicht ganz unproblematisch. Prävention birgt grundsätzlich die Gefahr "sozialer Kontrolle" in sich; dann nämlich, wenn Sozialstationen als Quelle und Verteiler sozialer Informationen ihrer Versorgungsklientel in Grenzbereiche des Datenschutzes und, vor allem, politischer Steuerung von Gesundheit und Krankheit vorstoßen. Auch in dieser Hinsicht kann nicht eindringlich genug vor allzu einseitigen Sichtweisen gewarnt werden.

Die Frage nach Möglichkeiten zur Stärkung der häuslichen Pflege bzw. die

Absicht des Modellprogramms, die Zahl der Heimeinweisungen zu vermindern, erfordert auch deshalb eine ganzheitliche Problemsicht, weil angesichts der absehbaren demografischen Entwicklung bei abnehmender Verweildauer im Krankenhaus der Pflegebedarf in Zukunft erheblich ansteigen wird. Dementsprechend nimmt aber auch der Zeitbedarf für die ambulante Versorgung der einzelnen Patienten zu, so daß die Gesamtzahl der Patienten, die von den Sozialstationen versorgt werden können, insgesamt abnehmen wird. Eine mögliche Folge der Ausdehnung der Aufgaben und der Zahl der Sozialstationen kann also statt in der beabsichtigten Verminderung in einer nicht unbeträchtlichen Zunahme der Heimeinweisungen älterer pflegebedürftiger Menschen liegen.

Auch die Einwirkungen der Modellmaßnahmen auf die Binnenstruktur der Sozialstationen machen auf eine Reihe von Folgeproblemen sowohl für die Sozialstationen selber als auch für die Patienten aufmerksam. Quantitative Veränderungen in der Personalstruktur der Sozialstationen haben in der Form, wie sie innerhalb des Modellversuchs praktiziert werden, erhebliche Auswirkungen auf die Leistungsstruktur und die Qualität der erbrachten Leistungen:

Das Verhältnis des nach dem Modellprogramm geförderten Personalzuwachses bei professionellem und nichtprofessionellem Personal beträgt 2 : 10. Das nichtprofessionelle Personal, das im Rahmen des Modellprogramms zusätzlich finanziert wird, setzt sich aus Zivildienstleistenden zusammen. Sie sollen im Bereich der "ergänzenden Dienste" zu einer Verbreiterung der Angebotsstruktur der Sozialstationen beitragen. Hinter dieser Planung steht der Gedanke, daß Aufgaben in der Hauspflege, Besuchsdienste, Kontaktbesuche, aber auch Aufgaben in der Grundpflege von Praktikanten, von Helfern, die in Kurzzeitkursen qualifiziert wurden, von einjährig ausgebildetem Personal, von Frauen aus dem "Freiwilligen Sozialen Jahr" oder eben Zivildienstleistenden wahrgenommen werden können.

Problematisch erscheint hieran, daß ein fachlicher Aufgabenzuwachs, dem sich Sozialstationen faktisch gegenübersehen, durch den verstärkten Einsatz von nichtprofessionellem Personal abgedeckt werden soll. Bei Übernahme eines Versorgungsauftrags trägt die Sozialstation die Verantwortung für eine qualifizierte Aufgabenerledigung. Eine qualifizierte gesundheits- und sozialpflegerische Versorgung erfordert jedoch grundsätzlich den Einsatz qualifizierten Personals. Wenn die Zahl der zu übernehmenden Aufgaben wächst, können diese folgerichtig nur mit mehr qualifiziertem Personal erledigt werden. Qualifiziertes Personal im Gesundheits- und Sozialbereich kann jedoch nicht ohne weiteres durch un- oder zumindest doch nicht hinreichend qualifiziertes Personal ersetzt werden. Die Erfahrungen aus der Versorgungspraxis zeigen vielmehr, daß der Einsatz von nichtprofessionellem Personal allein schon für dessen Betreuung und fachliche Begleitung zusätzliches professionelles Personal erfordert.

Wenn im Rahmen des Modellprogramms insbesondere Zivildienstleistende verstärkt in Sozialstationen eingesetzt werden, dann stellt sich die Frage nach den hinter einer solchen Einsatzplanung verborgenen Absichten: Was soll der Zivildienstleistende mit seiner Arbeit abdecken ? Soll er Krankenbeobachtung machen ? Oder soll er "einfach nur" Ansprechpartner sein ? Man kann gewiß davon ausgehen, daß viele Patienten, die von Sozialstationen betreut werden, sich (nachts) an Sozialstationen wenden (möchten) - nicht etwa, weil eine gesundheitliche Verschlechterung eingetreten ist, sondern bspw. weil sie sich unsicher fühlen oder ein Gespräch führen wollen. Auch kann es passieren, daß eine Pflegekraft nicht erreichbar oder eine Zentrale nicht besetzt ist. Ist es die Vorstellung des Modellprogramms, daß Zivildienstleistende in solchen Situationen den Notarzt rufen oder selbst zum Patienten fahren, um nach dem rechten zu sehen ?

Offensichtlich nicht nur. Aufgrund der vorliegenden Ergebnisse über den Einsatz von Zivildienstleistenden in Sozialstationen scheint es auch möglich zu sein, daß Zivildienstleistende unter Umständen die gesamte Palette behandlungspflegerischer Leistungen durchführen. Wenn es sich dabei nicht um die quantitativ geringfügig zu veranschlagenden Ausnahmen handelt, daß der jeweilige Zivildienstleistende zufällig ausgebildeter Krankenpfleger ist, dann ist dieses Verfahren in doppelter Hinsicht problematisch: Problematisch für die Patienten im Hinblick auf die Qualität ihrer Versorgung und problematisch auch für den Zivildienstleistenden, der in jedem Falle überfordert ist.

Insbesondere auch die Idee, Zivildienstleistende für eine nächtliche Rufbereitschaft in Sozialstationen einzusetzen, verweist auf eine Problematik, die grundsätzliche Diskussionen erfordert. Nicht umsonst wird auch von Sozialstationen, die generell nur mit qualifiziertem Personal arbeiten, eine nächtliche Rufbereitschaft abgelehnt, weil die Pflegeleistungen, die sie durchführen, delegierte, nichtärztliche Aufgaben sind. Insofern ist nach Auffassung dieser Sozialstationen für die nächtliche Rufbereitschaft nicht einmal ausgebildetes Krankenpflegepersonal (geschweige denn ein Zivildienstleistender), sondern ausschließlich der ärztliche Notfalldienst zuständig.

Ein Modellprogramm, das auf Veränderung oder Stützung von Versorgungsstrukturen abzielt, sollte die aufgezeigten strukturellen Abhängigkeiten und Zusammenhänge berücksichtigen und aufgreifen. Statt isolierte Strukturmodelle zu vertreten sollte vielmehr ernsthaft nach möglichen Kooperationsformen innerhalb des Gesundheitsversorgungssystems gesucht werden. So gesehen ist der Versuch von Trägern und Kommune in Münster zu begrüßen, das Modellprogramm um eine Übergangseinrichtung zu erweitern, um die Schnittstellen zwischen ambulanter und stationärer Versorgung für den Gesamtversuch mit erfassen zu können.

9. Ambulante Gesundheitsversorgung: Wer braucht wen wofür ?
(W. Becker)

In Zeiten knapper öffentlicher Mittel - Stichwort: "Kostendämpfung im Gesundheitswesen" - stehen den Organisatoren staatlicher Gesundheitspolitik für eine Strukturreform im Gesundheitswesen nur weithin kostenneutrale Handlungsalternativen zur Verfügung. Der Ausbau der ambulanten gesundheitspflegerischen und sozialtherapeutischen Versorgung der Bevölkerung durch Sozialstationen ist Teil dieser Strukturreform.

Doch scheint dieser Weg, sieht man einmal von den Kosten ab, im Hinblick auf seine gesellschaftlichen Auswirkungen - auch wenn diese nicht sogleich offen zutage treten - nicht unproblematisch: Bettenabbau in der stationären Krankenversorgung und De-Institutionalisierung in der Rehabilitation, um nur zwei Beispiele zu nennen, sollen durch eine Pflege- und Versorgungsvariante kompensiert werden, die, bei einer ersten, zugegebenermaßen noch oberflächlichen Bewertung, alle Merkmale einer Zeit in sich trägt, die von einer flächendeckenden Gesundheitsversorgung der Bevölkerung in der Bundesrepublik noch weit entfernt war. Das macht skeptisch.

Stichworte, die im Zusammenhang mit ambulanter Versorgung fallen und in den voraufgegangenen Beiträgen immer wieder gefallen sind, scheinen meine Skepsis gegenüber der verborgenen "Ideologie" dieser Reform zu untermauern: Gemeinde, Familie, Nachbarschaft werden als wichtigste substitutive Elemente der ambulanten Gesundheitsversorgung durch Sozialstationen immer wieder ins Feld geführt. Nachdem man aus sozialwissenschaftlicher bzw. sozialpsychologischer Forschung zur Kenntnis genommen hat, welches die gesellschaftlichen Verursachungsformen von Krankheit sind (1), dabei jedoch auch feststellen mußte, daß solche gesellschaftskritischen Erkenntnisse nur schwer in Handlungen umzusetzen sind, welche die gesellschaftliche Realität menschlichen Leidens an der Gesellschaft tatsächlich zu verbessern in der Lage wären, ist nunmehr das Interesse von Politik, Forschung und interessierter Fachöffentlichkeit davon bestimmt, was Menschen in sozialen Zusammenhängen stützt: Häuslichkeit, nachbarschaftliche Nähe, Verläßlichkeit familiärer Bindungen u.a.m. Mehr als jedes sachliche Versorgungskonzept suggerieren diese Begriffe (aber das sollen sie ja wohl auch), daß man eigentlich nur diese fast schon vergessenen Formen des Zusammenlebens und der sozialen Beziehungen reaktivieren müßte, um das, was bspw. in Krankenhäusern oder anderen stationären (Groß-) Einrichtungen der Krankenpflege bzw. der Rehabilitation weder institutionell noch professionell geleistet werden kann, zu ersetzen.

Unter diesen Voraussetzungen sind meines Erachtens in den bis hierhin geführten Diskussionen einige Aspekte der ambulanten Gesundheitsarbeit außer acht gelassen worden, die es insbesondere unter dem Gesichtspunkt der **gesellschaftspolitischen Funktion ambulanter Dienste** zu reflektieren und zu diskutieren lohnt. Was über den offenkundigen Verständigungsproblemen darüber, welche Bedürfnisse die Beschäftigten in Sozialstationen im Hinblick auf ihre Arbeits- und Berufssituation haben und welches die Bedürfnisse ihrer Patienten sein könnten, bislang nämlich noch nicht angesprochen wurde, ist: Wozu braucht, wie ich sie der Einfachheit halber einmal nennen will, die "staatliche Gesundheitspolitik" eigentlich ambulante Versorgungseinrichtungen wie Sozialstationen ? Was ist die gesellschaftpolitische Funktion dieser noch neuen, aber offensichtlich aus der Perspektive staatlicher Gesundheitspolitik höchst "effektiven" Institutionen, wenn man die sich um sie rankende nostalgische Begrifflichkeit als Versatzstücke einer sozialpolitischen Programmatik ernst nimmt ?

Mit Recht ist im Verlauf der bisherigen Beiträge darauf hingewiesen worden, daß soziale Wirklichkeit und die programmatischen Handlungsgrundlagen der ambulanten Versorgung, die ich einmal mit dem Begriff "Gemeinde-(kranken-)pflege" kennzeichnen will, zumindest in städtischen Ballungsgebieten weit auseinanderklaffen. Die "Gemeinde" als funktionierendes soziales System ist, davon muß ausgegangen werden, seit langem ebenso zerfallen wie die "Familie" als verläßliches Hilfesystem nicht mehr vorhanden ist. Die Lücken, oder besser: das Vakuum, in das ambulante Gesundheitsarbeit demzufolge stößt, muß als bekannt vorausgesetzt werden. Auch personelle und professionelle Optimierung der Pflege- und Versorgungsvariante "Sozialstation" wird gerade für alte Pflegebedürftige den weitgehenden Verlust des "primären Bezugssystems" - ein Verlust, der sich durch gesellschaftliche Entwicklungsmerkmale wie Arbeitsteilung, Mobilitätsforderungen und Individualisierung nur noch beschleunigt - nicht kompensieren können. Was also sind "Sozialstationen", welche Funktionen erfüllen sie **diesseits** des angesichts der mit Händen greifbaren Einschränkungen des Pflegealltags merkwürdig widersprüchlich und abstrakt anmutenden Berufsethos von der "ganzheitlichen" und "bedürfnisbezogenen" Patientenversorgung wirklich, wenn man sie nicht als Reparaturbetriebe stationärer Versorgungsdefizite diskreditieren will ?

Zunächst einmal: Unabhängig von ihren unbestrittenen Qualitäten ist mit der zunehmenden Verbreitung von "Sozialstationen" bzw. ambulanter gesundheitlicher und sozialtherapeutischer Versorgung Pflegebedürftiger ein "Stützsystem" entstanden, für das der Begriff "soziales Netzwerk" nicht zu Unrecht geprägt wurde (2). Seine Eigenschaften bestehen jedoch nicht nur darin, Schutz vor dem Sturz in die Hilflosigkeit oder die Einweisung in Heime oder andere stationäre Versorgungseinrichtungen zu bieten. Gleichzeitig mit der häuslichen Pflege und Versorgung Pflegebedürftiger werden in Sozialstationen, die ich einmal als "Knotenpunkte" in diesem Netzwerk bezeichnen will, umfassende Informationen nicht nur über Gesundheitszustand und Krankheitsverlauf der Patienten, sondern auch über die "sozialen Beziehungsgeflechte", in denen sich die Patienten bewegen, gesammelt. Diese für Zweckdienlichkeit und Effektivität der ambulanten Gesundheitsarbeit sicherlich erforderliche Zunahme an Wissen über die Klientel und ihr Umfeld hat mittlerweile, auch durch die ihr immer wieder neu zugewiesenen Aufgaben und Verantwortungen ein Ausmaß und eine Komplexität erreicht, das pflegerisch und "versorgungstechnisch" kaum noch zu bewältigen erscheint: Koordination von stationärer und ambualanter Pflege, Gesundheits- und Familienberatung, Vermittlung weiterführender Hilfen - das sind nur einige derjenigen Organisations- und Koordinationsaufgaben, die zusätzlich zur Patientenversorgung und -pflege geleistet werden müssen. Dabei gelangen Sozialstationen durch schlechte Personalausstattung und chronisch fehlende Finanzmittel immer mehr in den Randbereich dessen, was überhaupt noch geleistet und "organisiert" werden kann - denn: Können aufgelöste soziale Beziehungen, Isolation, die Unwürdigkeit von Wohnverhältnissen **und** Pflegebedürftigkeit durch organisatorische "Lösungen" kompensiert, zum Besseren "hin organisiert" werden ?

Braucht "der Staat" die Sozialtationen **dazu** ? Oder anders gefragt: Funktionieren die Sozialstationen so ? Fest steht jedenfalls: Ohne z.B. eine

eine ökologische Perspektive darauf zu entwickeln, wie Alterserkrankungen entstehen, was alte Menschen zu "Pflegefällen" werden läßt und was die menschenwürdige Bewältigung einer solchen "Pflegefallsituation" verhindert, laufen Sozialstationen Gefahr, zu Legitimationsinstrumenten einer nur noch kompensatorischen Gesundheits- und Sozialpolitik zu werden.

Am Beispiel **"Prävention"**: Sie soll eine der "neuen Aufgaben" für Sozialstationen werden. Es scheint unumstritten, "Gesundheitserziehung" so zu verstehen, daß der Patient zu lernen habe, sein Leben vernünftig, nach rationalen (medizinischen ?) Kriterien zu gestalten. Aber genau hier liegt das Problem: Nicht nur, daß "Prävention" - mitbeeinflußt durch die unbefriedigende Personalsituation - eine nur noch fallbezogene Bedeutung erhalten könnte, anstatt über den einzelnen Patienten hinauszugreifen und dadurch die "ganzheitlichen" Wirkungszusammenhänge von Prävention einzubeziehen. In Hinsicht auf die für jeden "Pflegefall" zur Verfügung stehende geringe Zeit ist zu befürchten, daß "Prävention" zur Hausaufgabe (Thema: "Krankheitsvermeidung") nicht ausreichend zu versorgender Patienten umformuliert werden könnte.

Auch zu ergründen, woher die psychosomatischen Belastungen der Patienten stammen, was man gegen sie tun könnte, weshalb der Patient nichts gegen sie ausrichten kann, - all' diese nachdenklich machenden Fragen könnten, das muß man sich im Zusammenhang mit den Vorstellungen, "präventive Gesundheitserziehung" als Aufgabe an Sozialstationen zu überweisen, verdeutlichen, auch für das Pflegepersonal angesichts der bekannten Arbeistbedingungen in der ambulanten Versorgung an Bedeutung verlieren.

An die Stelle der Sorge und der Zweifel über "Bedürfnisse" ist vielleicht schon bald die Routine des "Bedarfs" getreten, der durch ein möglichst adäquates Angebot "gesundheitspflegerischer Leistungen" zufriedengestellt werden soll. Die "Klientel" ist eingeteilt in (Pflegebedarfs-) Kategorien wie "risikoträchtig", "leidend", "pflegebedürftig", "schwer pflegebedürftig" und "schwerstpflegebedürftig", was nicht nur die Gefahr heraufbeschwört, daß man die Bevölkerung des jeweiligen Versorgungsgebietes - natürlich rein präventiv - in ambulant oder stationär zu versorgende "Populationen" aufteilt. Viel entscheidender erscheint mir die auf der Grundlage einer so durchgeführten "Prävention" erkennbare Gefahr zu sein, daß der Patient am Ende erst dann die seinen subjektiven Bedürfnissen entsprechende Aufmerksamkeit erhält, wenn er diese definieren kann, wenn er sein Leiden als ein "objektiv" zu veranschlagendes Problem dargelegt hat (3).

Beiträge und Diskussionen im Voraufgegangenen legen nahe, daß "Organisationslösungen" häufig schon jetzt das einzige sind, was die beteiligten Sozialstationen und ihre Beschäftigten unter den Bedingungen ihrer Arbeit den nach Pflege Nachfragenden überhaupt noch anbieten können. Wenn dem aber so ist, dann muß hinterfragt werden, warum dem so ist. Im Hinblick auf die allgemein als dringlich anerkannte Entwicklung eines gemeinsamen beruflichen Selbstverständnisses aller Beschäftigtengruppen in der ambulanten Gesundheits- und Sozialversorgung würde es in die Irre führen, diesen Klärungsprozeß "nur" auf die möglichst ganzheitliche und patientenorientierte/bedürfnisbezogene (berufsfachliche) Definition von ambulanter Pflege- und Versorgungsarbeit zu beschränken. Vielmehr gilt es zuallererst, die Frage zu stellen, in welchem gesellschaftpolitischen Kontext ("Wem nutzt meine Arbeit ?") die eigene Berufsarbeit geleistet wird. Diese Frage zu stellen, heißt, einen ersten Schritt in Richtung auf ein gemeinsames berufliches Selbstverständnis der in Sozialstationen Beschäftigten zu tun. Sie nicht zu stellen hieße, mit dem dann nur fragmentarischen "beruflichen Selbstverständnis" auch die gesellschaftliche Rolle ambulanter Versorgung, die soziale Identität des eigenen Berufs von der Anonymität des alltäglich neu entstehenden "Pflegebedarfs" zuschütten zu lassen, - heißt letztenendes: Mit dazu beitragen, daß auch noch die Auswirkungen der schlechtesten Lebensbedingungen von den Beschäftigten in Sozialstationen "irgendwie" aufgefangen werden.

Der Anstoß für eine solche gesellschaftlich bewußte (und eben nicht nur im Hinblick auf die eigenen beruflichen Kompetenzen bewußte) Standortbestimmung ambulanter gesundheitspflegerischer Arbeit, die Bedürfnisbezogenheit und Gesellschaftlichkeit gleichermaßen zu reflektieren hätte, ist jedoch keine Angelegenheit hierarchischer oder politischer Weisungen; er muß "von unten", von den Beschäftigten, von Ihnen kommen. Hier gilt es anzusetzen.

Anmerkungen:

(1) Vgl. bspw. FRESE, M., GREIF, S., SEMMER, N. (Hrsg.): Industrielle Psychopathologie. Bern/Stuttgart/Wien 1978.

(2) Vgl. KÄHLER, H.D.: Das Konzept des sozialen Netzwerks. In: Zeitschrift für Soziologie 4/1975, S. 283 ff.

(3) Diese "Gefahr" ist keineswegs aus der Luft gegriffen: Leistungen, die nur "auf Antrag" des Betroffenen bei den jeweiligen Pflege-, Versorgungs- oder Rehabilitationsinstitutionen in Betracht und danach in die Wege geleitet werden, sind gängiger Bestandteil bspw. des Rehabilitationsrechts.

10. Die Vorstellungen der Bundesregierung zur Verbesserung der Situation bei Pflegebedürftigkeit.

(R. Herweck)

Seit nunmehr weit über zehn Jahren wird in der Bundesrepublik Deutschland die Frage der besseren Versorgung und sozialen Absicherung bei Pflegebedürftigkeit diskutiert. Wo über die Situation der Pflegebedürftigen und ihrer Helfer debattiert wird, ist unbestritten, daß ein dringender Handlungsbedarf besteht. Die Bundesministerin für Jugend, Frauen, Familie und Gesundheit hat die Situation der Pflegebedürftigen und ihrer Pflegepersonen - zumeist Frauen - sogar als eine der dringendsten sozialpolitischen Herausforderungen bezeichnet. Daß dem so ist, kann man rein äußerlich etwa an der Zahl der Veranstaltungen zu diesem Thema ablesen: Es gibt kaum einen einschlägigen Verband, der diesem Thema nicht in eine Verlautbarung, eine Tagung, ein Seminar oder einen Workshop gewidmet hätte (1). Wann hat es das schon einmal gegeben, daß die gesetzgebenden Körperschaften die Qual der Wahl zwischen fünf Gesetzentwürfen gehabt hätten ? (2)

Worum geht es ?

10.1 Das Problem

Krankheit ist im Rahmen der (etwa 90 % der Bevölkerung erfassenden) gesetzlichen Krankenversicherung abgesichert. Die Sicherung reicht bis hin zur Vollversorgung im Krankenhaus. Für Fälle reiner Pflegebedürftigkeit gibt es jedoch keine vergleichbare Sicherung. Pflegebedürftige sind auf sich und ihre Familien angewiesen; reichen ihre Möglichkeiten nicht aus, muß u.U. die Sozialhilfe einspringen.

Das Kuratorium Deutsche Altershilfe hat die Problematik mit folgendem Beispiel verdeutlicht (3):

"Ein 70jähriger Mann, Rentner, krankenversichert, erleidet einen Schlaganfall:

Er wird in eine nahegelegene Universitätsklinik aufgenommen und dort nach den modernsten Erkenntnissen der Medizin behandelt.

Die Krankenkasse zahlt alles. Er behält seine Rente. Sein Vermögen wird nicht angetastet. Seine Angehörigen bleiben unbehellligt.

Er wird in ein kleines, vielleicht ländliches Krankenhaus mit freier Bettenkapazität aufgenommen und dort behandelt.

Die Krankenkasse zahlt alles. Er behält seine Rente. Sein Vermögen wird nicht angetastet. Seine Angehörigen bleiben unbehelligt.

Er kommt in ein Pflege- oder Krankenheim und bleibt dort für immer.

Die Krankenkasse zahlt nichts. Seine Rente reicht für die Heimkosten nicht aus. Er wird Sozialhilfeempfänger. Sein Vermögen wird verwertet. Seinen unterhaltspflichtigen Angehörigen drohen Kostenbeiträge."

Das Problem stellt sich in ähnlicher Form bei ambulanter Versorgung.

Die Frage, von der so viel abhängt ist also, ob Krankheit (im Sinne der Krankenversicherung) oder aber "reine Pflegebedürftigkeit" vorliegt. In beiden Fällen handelt es sich um regelwidrige Körperzustände; eine Krankheit liegt jedoch nach gefestigter Verwaltungspraxis und Rechtsprechung nur vor, wenn das Leiden mit Mitteln der ärztlichen Kunst positiv beeinflußbar ist. Dies ist nicht nur der Fall, wenn Krankheit geheilt werden kann, sondern auch, wenn sich eine Linderung von Schmerzen und Beschwerden, eine Verlängerung des Lebens des Kranken oder aber eine Verhütung der Verschlimmerung des Leidens erreichen läßt. Ist all dies nicht der Fall, dann liegt Pflegebedürftigkeit vor (4).

10.2 Anzahl und Situation der Pflegebedürftigen und ihrer Helfer

Die Bundesregierung schätzt die Gesamtzahl der Pflegebedürftigen der verschiedenen Pflegebedürftigkeitsgrade auf etwa 2 Millionen. Der weit überwiegende Teil von ihnen wird zu Hause versorgt. Lediglich etwa 260.000 leben in stationären Einrichtungen.

Die zu Hause lebenden Pflegebedürftigen (5) haben besondere Probleme, was ihre Versorgung und Betreuung anbelangt. Pflegebedürftige haben einen hohen Bedarf an Hilfe. Sie benötigen - wenn auch in unterschiedlichem Maße - neben der medizinischen Behandlungspflege vor allem Hilfe beim Essen,

Trinken, Aufstehen, Zubettgehen, An- und Ausziehen, Waschen, Wasserlassen und Stuhlgang sowie bei der hauswirtschaftlichen Versorgung. Pflegebedürftigkeit tritt besonders häufig im Alter auf, gerade bei älteren Menschen kommt häufig noch Verwirrtheit hinzu, was oft eine Betreuung rund um die Uhr nötig macht.

Die notwendigen Hilfen erhalten die Pflegebedürftigen fast ausschließlich durch Angehörige; oft ist es nur eine einzelne Person, auf der die Pflege lastet. Viele Pflegepersonen sind deshalb in erheblichem Umfang durch die Pflege überlastet. Hinzu kommt, daß die Pflegepersonen und ihre Familien regelmäßig eigene Bedürfnisse zurückstellen müssen. In vielen Fällen muß auf soziale Kontakte, Freizeit und Urlaub verzichtet werden. Nicht selten sind Belastungen in Ehe und Familie, finanzielle Einbußen und gesundheitliche Beeinträchtigungen. Besonders schwerwiegend kann es sein, wenn die Pflegeperson für die Übernahme der Pflege ihre Berufstätigkeit aufgeben muß; in diesen Fällen kann zu den finanziellen Einbußen auch noch eine Verkürzung der sozialen Sicherung treten.

Die Folge der Überlastung der Pflegepersonen ist oft die Unterversorgung der Pflegebedürftigen. Oft werden die lebensnotwendigen Leistungen erbracht, aber für andere Leistungen (wie z.B. Hilfen beim Aufstehen und zur Fortbewegung, Betreuung, Kommunikation) fehlen Zeit und Kraft. Rehabilitation und aktivierende Pflege sind bei der häuslichen Pflege die Ausnahme.

Bei den Pflegebedürftigen in Einrichtungen überwiegen die finanziellen Probleme. Diese Pflegebedürftigen können in ihrer großen Mehrzahl - auch wenn sie durchschnittliche oder überdurchschnittliche Renten beziehen - die Heimkosten nicht bezahlen und sind in diesen Fällen auf Sozialhilfe angewiesen. Ihnen bleibt nur ein Barbetrag zwischen DM 118,- und DM 177,- monatlich. Sie müssen mit der Heranziehung unterhaltsverpflichteter Angehöriger rechnen. Daneben gibt es aber auch noch Versorgungsprobleme, die mit der derzeitig ungenügenden Personalausstattung in den Einrichtungen zusammenhängen. Diese Probleme werden noch verschärft durch die wachsende Zahl psychisch verwirrter alter Heimbewohner.

10.3 Die weitere Entwicklung

In der Zukunft werden sich die Probleme eher noch verschärfen. Hierfür sprechen die demografische und die gesellschaftliche Entwicklung. Pflegebedürftigkeit hängt mit dem Alter zusammen. 2.9 % der gesamten deutschen, nicht in Einrichtungen lebenden Wohnbevölkerung über 70 Jahre waren nach der o.a. SOCIALDATA-Studie pflegebedürftig, jedoch 8 % der 65-79jährigen und 28.4 % der 80jährigen und Älteren (6). Die Zahl gerade der von Pflegebedürftigkeit am häufigsten betroffenen über 80jährigen ist in den vergangenen Jahren stark angestiegen und steigt noch an. Dem steht eine deutliche relative Abnahme der Personen gegenüber, die für die Übernahme von Pflegeleistungen in Betracht kommen (7). Hinzu kommen gesellschaftliche Entwicklungen, die die Möglichkeiten der Übernahme von Pflege einschränken, wie z.B. die Tendenzen zum Einpersonenhaushalt, zur Kleinfamilie, zur Erwerbstätigkeit außer Haus, zur Mobilität und zu getrennten Wohnorten der jüngeren und älteren Generation.

10.4 Die Lösungsansätze

Für diese Defizite wird die unbefriedigende Rechtslage verantwortlich gemacht. Zur Lösung der vielfältigen Probleme sind in den letzten Jahren unterschiedliche sog. "große" Lösungen entwickelt worden. Sie lassen sich auf zwei Grundmodelle zurückführen:

- Auf eine gesetzliche Pflegeversicherung ähnlich der Krankenversicherung, die durch Beiträge finanziert wird bzw.

- auf ein Leistungsgesetz, das durch Steuern finanziert wird.

Die Vorschläge sehen bei unterschiedlichen Adressatenkreisen im wesentlichen für die häusliche Pflege Pflegegeld oder Pflegeleistungen und für die stationäre Unterbringung die Übernahme der Pflegekosten in unterschiedlicher Höhe vor.

10.5 Der Gesetzentwurf der Bundesregierung

Die Bundesregierung hat sich in ihrem Bericht zu Fragen der Pflegebedürftigkeit dazu bekannt, daß das gegenwärtige System der Versorgung und zur Sicherung Pflegebedürftiger der Verbesserung bedürfe. Sie hat jedoch betont, daß sie sich angesichts ihrer Politik der Konsolidierung der öffentlichen Haushalte und angesichts ihrer Politik der Beitragsstabilität bei der Krankenversicherung nicht in der Lage gesehen habe, eine umfassende Lösung des Pflegeproblems in die Wege zu leiten. Desgleichen hat sie sich noch nicht auf einen der beiden grundsätzlichen Lösungswege festgelegt. Stattdessen hat sie ein Bündel von Einzelmaßnahmen zur Verbesserung der Situation der Pflegebedürftigen und ihrer Familien angekündigt (8). In diesem Bündel enthaltene Maßnahmen im Wohnungswesen sind bereits in Kraft. Kernpunkt des Bündels sind aber Maßnahmen im Rahmen der Krankenversicherung zur Verbesserung der Hilfen bei der häuslichen Krankenpflege, die im von der Bundesregierung eingebrachten Entwurf eines Gesetzes zur Verbesserung der Leistungen bei Schwerstpflegebedürftigkeit enthalten sind (9). Dort ist im einzelnen vorgesehen:

1. Alle kranken Schwerstpflegebedürftigen, die in der gesetzlichen Krankenversicherung versichert oder nach dem Bundesversorgungsgesetz anspruchsberechtigt sind, erhalten häusliche Krankenpflege und Haushaltshilfe. Die Leistung umfaßt monatlich 25 Pflegeeinsätze bis zu je einer Stunde, die flexibel in Anspruch genommen werden können.

2. Fällt die pflegende Person vorübergehend aus, hat der Schwerstpflegebedürftige Anspruch auf eine Ersatzpflegekraft für bis zu insgesamt 4 Wochen je Kalenderjahr.

3. Es wird ausdrücklich gesetzlich festgelegt, daß die Leistungen der medizinischen Rehabilitation insbesondere auch zur Vermeidung oder Minderung von Pflegebedürftigkeit zu erbringen sind.

Damit diese Leistungen im Rahmen der Krankenversicherung gewährt werden können, ist - wie allgemein in der Krankenversicherung - Voraussetzung, daß Krankheit vorliegt. In den Genuß der Leistungen kommen also Pflegebdürftige, die - was häufiger der Fall sein wird - auch zugleich akut krank sind. Die Vermengung von Krankheit und Pflegebedürftigkeit mag nach den Eingangsworten verwirren. Hinter den geplanten Maßnahmen stehen folgende Überlegungen: Leistungen der Reichsversicherungsordnung (RVO) setzen Krankheit voraus. Sie können also nicht bei reiner Pflegebedürftigkeit ansetzen. Im Sinne von Pflegebedürftigkeit gebrechliche Menschen können allerdings krank sein oder krank werden. Es handelt sich hier um die Schnittmenge von Kranken und Pflegebedürftigen. Hier sind besondere Leistungen deshalb angebracht, weil das Zusammentreffen eine besondere Erschwernis darstellt.

Die Kosten der Maßnahmen werden jährlich mit etw 2 Milliarden DM veranschlagt.

10.6 Die anderen Gesetzentwürfe

Die anderen vorgelegten Gesetzentwürfe streben umfassende Lösungen an oder sind als Einstieg in umfassende Lösungen gemeint:

Der Bundesrat hat sich eine bayerische Gesetzesinitiative zueigen gemacht und im Bundestag eingebracht (10), die einen Einstieg in eine Versicherungslösung im Rahmen der Krankenversicherung darstellt. Die Leistungen sind auf Alterspflegebedürftige beschränkt. Über 65jährige Schwer- und Schwerstpflegebedürftige sollen bei häuslicher, teilstationärer und stationärer Pflege als "Pflegehilfe" eine Geldleistung in Höhe von monatlich DM 600,- im Durchschnitt erhalten. Der Finanzierungsbedarf wird auf 4.8 Milliarden DM geschätzt. Die benötigten Mittel sollen in Höhe von 3.5 Milliarden DM durch einen Zuschuß des Bundes und in Höhe von 1.3 Milliarden DM durch Beiträge zur gesetzlichen Krankenversicherung aufgebracht werden.

Die Fraktion DIE GRÜNEN im Deutschen Bundestag hat den Entwurf eines steuerfinanzierten Leistungsgesetzes des Bundes eingebracht (11). Vorgesehen sind Geld- und Sachleistungen für Pflegebedürftige der verschiedenen Grade für die häusliche Pflege, für die Pflege in Wohngruppen und - bis

1995 übergangsweise - für die stationäre Versorgung. Heime sollen bis 1995 überflüssig sein. Die Kosten werden mit 12.7 Milliarden DM angegeben. Bund und Länder sollen sie je zur Hälfte tragen.

Eine hessische Gesetzesinitiative (12) fand im Bundesrat keine Mehrheit. Angestrebt war eine Vollversicherung. Als Leistungen waren vorgesehen für häusliche Pflege Pflegegeld je nach Schweregrad in Höhe von DM 300,- bis DM 800,- monatlich und bei stationärer Pflege Übernahme der Pflegekosten i.e.S. (die sog. "Hotelkosten" sollten beim Pflegebedürftigen verbleiben). Der Finanzierungsbedarf ist mit 10.9 Milliarden DM angegeben und sollte durch zusätzliche Sozialabgaben und einen Bundeszuschuß aufgebracht werden.

Eine Gesetzesinitiative des Landes Rheinland-Pfalz (13) fand im Bundesrat ebenfalls keine Mehrheit. Inhalt war ein steuerfinanziertes Leistungsgesetz, das die Alterspflegebedürftigkeit zum Gegenstand hatte. Die Kosten waren mit 3.5 Milliarden DM angegeben, die der Bund tragen sollte.

Im außerparlamentarischen Raum hat der Deutsche Verein für öffentliche und private Fürsorge einen Gesetzesentwurf vorgelegt (14). Es handelt sich um eine Versicherungslösung im Rahmen der gesetzlichen Krankenversicherung. Vorgesehen sind bei häuslicher Pflege Pflegegeld und bei stationärer Pflege Übernahme der Pflegekosten im engeren Sinne.

Wo liegen die Unterschiede bei den verschiedenen Vorschlägen ?

Es gibt durchaus Ähnlichkeiten bei der Leistungsausgestaltung - Unterschiede beruhen z.T. auf der Rücksichtnahme auf die Kosten. Als Hauptgesichtspunkt schält sich also heraus, wer jeweils die benötigten Mittel aufbringen soll, die Beitragszahler oder die Steuerzahler. Weitere Einzelheiten der unterschiedlichen Lösungsvorschläge können der nachfolgenden Übersicht entnommen werden.

10.7 Einordnung des Gesetzesentwurfs der Bundesregierung

Es soll hier der Versuch einer Einordnung des Gesetzesentwurfs der Bundesregierung gemacht werden.

	Bundesregierung	Bundesrat	DIE GRÜNEN	Hessen	Rheinland Pfalz	Deutscher Verein
Grundtyp Lösungsweg	Verbesserung der häuslichen Pflege im Rahmen der GKV	Versicherung (Einbeziehung in GKV)	Leistungsgesetz	Versicherung (organisatorische Anbindung an GKV)	Leistungsgesetz	Versicherung (Einbeziehung in GKV)
Begünstigter Personenkreis	Versicherte, die krank i.S. der RVO sind	Versicherte ab 65 Jahre (Alterspflege)	gesamte Bevölkerung	gesamte Bevölkerung (Volksversicherung)	Personen ab 60 Jahre, Rentner	Versicherte, - die eine Wartezeit von 15 Jahren erfüllt haben und - die das 65. Lebensjahr erfüllt haben (Alterspflege) (entfällt ab 1.1.93)
Leistungen ab Grad der Pflegebedürftigkeit	Schwerstpflegebedürftigkeit	Schwerpflegebedürftigkeit	alle Grade der Pflegebedürftigkeit	erhebliche Pflegebedürftigkeit	einfache (stationär) bzw. erhebliche (ambulant) Pflegebedürftigkeit	erhebliche Pflegebedürftigkeit
Leistungen bei häuslicher Pflege a) Pflegegeld b) Pflegeleistungen bzw. Ersatz von Pflegekosten	a) entfällt b) bis zu 25 Pflegeeinsätze pro Monat; Ersatz bei Ausfall der Pflegeperson	a) ja (abgestuft; im Schnitt DM 600,-) b) entfällt	a) ja, Unterstützungsgeld für leicht Pflegebedürftige, Pflegegeld (abgestuft von DM 340,- bis DM 1400,-) ab erheblicher Pflegebedürftigkeit b) ja, bei Kürzung des Pflegegeldes (bis zu einem Drittel)	a) ja (abgestuft von DM 300,- bis DM 800,-) b) ja, bei Kürzung des Pflegegelds	a) ja (abgestuft von DM 210,- bis DM 525,-) b) Mehrkosten für Pflegekraft sind zu übernehmen, soweit sie 50% des Pflegegeldes übersteigen	a) ja (abgestuft von DM 350,- bis zu DM 850,-) b) ausnahmsweise
Leistungen bei stationärer Pflege	keine	Pflegegeld wie bei häuslicher Pflege	Unterhalt und Pflege	Übernahme der Pflegekosten (nicht der sog. "Hotelkosten")	Übernahme der Pflegekosten (nicht der sog. "Hotelkosten")	Pflegeld in Höhe von DM 47,- pro Tag
Inanspruchnahme a) ambulant b) stationär	a) 170.000	a) 424.000 b) 178.000	a) 5.3 Mio. Bezieher von Unterstützungsgeld und 921.000 Bezieher von Pflegegeld b) Pflegeheime sollen überflüssig werden	a) 821.000 b) 260.000	a) 149.000 b) 210.000	a) 353.000 b) 150.000
Kosten (Mrd. DM)	2	4,7	12,7	10,9	4,0	6,6
Finanzierung	Beiträge (rechnerisch 0,25%-Punkte: Kosten sollen durch Einsparungen erbracht werden)	a) Beiträge (0,2%-Punkte) b) Bundeszuschuß (3,5 Mrd)	Durch Bund und Länder (je zur Hälfte)	a) Beiträge (0,8%-Punkte) b) Bundeszuschuß in Höhe von 3,3 Mrd.	durch den Bund	Beiträge (0,8%-Punkte)

Aus den geplanten Leistungen wie auch aus der Begründung des Gesetzesentwurfs lassen sich folgende Grundsätze herausschälen:

- Durch öffentliche Hilfen sollen die privaten Pflegeleistungen ergänzt und gefördert werden.

- Dadurch soll der hohe Anteil der privaten Pflegeleistungen weiterhin ermöglicht werden.

- Die häusliche Pflege hat Vorrang vor der stationären Pflege.

Gewollt sind also Eigeninitiative und Eigenverantwortung, jedoch nicht ohne subsidiäre Entlastung. Damit wird anerkannt, daß Fremdhilfe eine dauerhafte Selbsthilfe oft erst möglich macht. Was bedeutet in diesem Zusammenhang "Vorrang der häuslichen Versorgung" ? Zunächst die negative Abgrenzung: Es ist kein Appell zum Sparen an dem Heimpflegebedürftigen, keine Anweisung zur Verbesserung der häuslichen und zur Verschlechterung der stationären Versorgung. Schließlich kann keiner dafür, wie und wo er versorgt werden muß. Es ist keine Verteufelung der Heime und sollte auch keine unberechtigte Glorifizierung der häuslichen Versorgung sein. Eher sollte der Vorrang der häuslichen Versorgung eine Antwort auf entsprechende Wunschvorstellungen von Älteren und ihren Familien sein. Viele Pflegebedürftige wünschen das Verbleiben in ihrer vertrauten Umgebung. Und viele Familien, die einen Pflegebedürftigen zu Hause pflegen und sehen, daß für die stationäre Unterbringung von Pflegebedürftigen aus Sozialhilfe im Einzelfall jährlich Kosten von mehreren Zehntausend DM gezahlt werden, haben kein Verständnis dafür, daß sie dem Staat diese Kosten ersparen, daß sie aber nicht die notwendige Anerkennung für ihren Einsatz, für ihre Einbußen an Einkommen, sozialer Sicherung, Freizeit, Urlaub, Gesundheit sowie für sonstige Erschwernisse erhalten.

In diesem Sinne hat die Bundesregierung bereits in ihrem Bericht zu Fragen der Pflegebedürftigkeit ausgeführt (15):

> "In Fällen von Pflegebedürftigkeit, die sich für die häusliche Pflege eignen und in denen Angehörige oder Dritte die Pflege

übernehmen, sollen deshalb verstärkt Hilfen mit dem Ziel gegeben werden, die Pflege in der gewohnten Umgebung angemessen und dauerhaft zu ermöglichen und dazu beizutragen, die sozialen Bindungen zu erhalten und zu fördern. Die Hilfen sollen gleichzeitig die Bereitschaft zu häuslicher Pflege unterstützen und Pflegende vor Überforderung schützen."

So verstanden hat Vorrang der häuslichen Pflege auch Platz für Wahlfreiheit.

10.8 Die Kritik am Entwurf der Bundesregierung

Bei der Fülle von konkurrierenden umfassenden Lösungsvorschlägen konnte Kritik am Entwurf der Bundesregierung nicht ausbleiben.

Da ist zunächst die Kritik daran, daß keine Absicherung der reinen Pflegefälle vorgenommen wird, sondern, wie bisher im Krankenkassenrecht, Krankheit Voraussetzung für die Leistung ist. Dies ist vor dem Hintergrund der Politik der Bundesregierung zur Haushaltskonsolidierung und zur Beitragsstabilität zu sehen. Diese ließen eine umfassende Lösung, aber auch eine Entscheidung für einen der grundsätzlichen Lösungsansätze noch nicht zu. Deshalb mußte es bei einer Zwischenlösung im Rahmen der Reichsversicherungsordnung verbleiben. Die Gegenargumente verblassen, wenn man sich die in den Rechnungen des Regierungsentwurfs zugrundeliegende Inanspruchnahme vor Augen führt.

Bei angenommenen Kosten für eine Pflegeeinheit in Höhe von DM 30,- kommt man auf monatliche Kosten von DM 750,- und auf jährliche Kosten von DM 9.000,-. Die insgesamt angesetzten Kosten für häusliche Krankenpflege und Haushaltshilfe für Schwerstpflegebedürftige in Höhe von 1.53 Milliarden DM entsprechen der Inanspruchnahme durch 170.000 Schwerstpflegebedürftige. Das sind 90 % der in der gesetzlichen Krankenversicherung versicherten Schwerstpflegebedürftigen. Hier ist der Schritt zur reinen Pflegeversicherung nicht mehr weit !

Es ist u.a. vor dem Hintergrund der anderen Entwürfe argumentiert worden, das Volumen der angepeilten 2 Milliarden DM sei zu gering. Hier wird verkannt, welche Verbesserung der häuslichen Pflege dieses Volumen bewirken kann. Das derzeitige Personal in den ambulanten sozialen Diensten in der Bundesrepublik Deutschland entspricht etwa 22.000 "Vollzeitäquivalenten" (16). Mit dem Volumen von 2 Milliarden DM könnten weitere 40.000 Vollzeitstellen eingerichtet werden. Das wäre fast eine Verdreifachung des Personals in den ambulanten Diensten. Eine solche Verstärkung würde einen beachtlichen Entlastungseffekt in den Familien bewirken und die derzeitig in vielen Diensten anzutreffende Überforderung verringern. Hinzu kommen die Auswirkungen auf dem Arbeitsmarkt.

Sodann ist argumentiert worden, 25 Pflegeeinheiten seien viel zu gering, zum Teil könnten sogar Verschlechterungen eintreten. Zum letzteren hat die Bundesregierung in ihrer Gegenäußerung zur Stellungnahme des Bundesrates (17) klargestellt:

"Die Bundesregierung wird im Verlauf des weiteren Gesetzgebungsverfahrens auf eine Klarstellung hinwirken, wonach für die anspruchsberechtigten Schwerstpflegebedürftigen keine Verschlechterungen ihrer schon nach geltendem Recht bestehenden Ansprüche auf häusliche Krankenpflege eintreten sollen."

Zum weiteren ist auf folgendes hinzuweisen: Die 25 Pflegeeinheiten im Monat kosten DM 750,-. Damit entsprechen sich die Leistungen des Regierungsentwurfs und die des Bundesratsentwurfs (im Durchschnitt für Schwer- und Schwerstpflegebedürftige DM 600,-; für Schwerstpflegebedürftige also etwas höher) in etwa. Hier ist ein Standard gesetzt, hinter den die künftige politische Diskussion nicht zurück kann.

Kritik hat auch erfahren, daß nur Schwerstpflegebedürftige einbezogen werden. Die Bundesregierung stand - wie andere auch - vor dem Problem, wie sie mit begrenzten Mitteln umgehen sollte. Im Bundesratsentwurf ist dieses Problem dadurch gelöst, daß nur die Alterspflege einbezogen ist, dafür aber auch Schwerstpflegebedürftige. Die Bundesregierung hielt eine Altersgrenze, die den Kreis der (jüngeren) pflegebedürftigen Behinderten ausgrenzt, nicht für sachgerecht. Sie hat deshalb eine Abgrenzung nach dem Grad der Pflegebedürftigkeit vorgenommen, aber bereits angekündigt, daß weitere Schritte auch die Schwerpflegebdürftigen einbeziehen müssen (18).

Heftig diskutiert wird auch die Frage, ob Geldleistungen (so der Entwurf des Bundesrats) oder Sachleistungen (so der Entwurf der Bundesregierung) angebracht sind. Die Bundesregierung hat sich für Sachleistungen entschieden, weil sie den Pflegebedürftigen tatsächlich zugute kommen und das Niveau der Pflege heben und weil sie die Familien entlasten. Daneben schaffen sie Arbeitsplätze und führen zu einem dauerhaften Ausbau der ambulanten Dienste, weil sie eine zusätzliche Finanzierungsgrundlage erhalten.

Endlich wird auf das Fehlen von Hilfen für den stationären Bereich im Regierungsentwurf hingewiesen und das Konzept des Stützens und Förderns des ambulanten Bereichs in Frage gestellt; mehr an häuslicher Pflege sei nicht mehr möglich. Die Bundesregierung hat bei begrenzten Mitteln zunächst den Sektor angepackt, bei dem die Versorgungsdefizite am größten sind; dies ist der ambulante Bereich. Im übrigen geht es bei der Stützung der ambulanten Versorgung nicht darum, noch mehr Pflege aus den Familien herauszupressen, sondern dort zu helfen, wo der Wunsch nach häuslicher Pflege besteht. Nicht eine Vermehrung der familiären Pflegeleistungen ist das Ziel, sondern eine Erleichterung der häuslichen Pflege.

10.9 Das weitere Verfahren

Nachdem der Deutsche Bundestag keinen der ihm vorliegenden Entwürfe in der nunmehr zuendegegangenen Legislaturperiode hat Gesetz werden lassen, sind diese Entwürfe "verfallen". Für die Bundesregierung stellt sich die Frage der Neueinbringung ihres Gesetzesentwurfs. Sie muß dabei entscheiden, ob sie einige der weiteren Schritte, die sie in ihrem alten Entwurf angekündigt hat (19), bereits aufnehmen will. Ein fertiges Konzept hat die Bundesregierung noch nicht beschlossen. Folgende Kernpunkte drängen sich jedoch auf:

- Hilfe benötigen Pflegebedürftige unabhängig vom Vorliegen von Krankheiten.

- Der Adressatenkreis muß auch auf Schwerpflegebedürftige ausgedehnt werden.

- Steuerliche Erleichterungen für pflegende Angehörige sind vonnöten.

- Die soziale Sicherung der Angehörigen, soweit sie über längere Zeit hinweg die Pflege übernehmen, muß verbessert werden

Demgegenüber sind u.U. aufgrund des Mittelbedarfs Verbesserungen bei der stationären Pflege erst mittelfristig möglich.

10.10 Berufliche Perspektiven

Ich will abschließend noch einige Bemerkungen von berufspolitischer Bedeutung machen. Es gibt meins Wissens keine Untersuchung über den Bedarf an ambulanten sozialen Dienstleistungen. Tatsächlich kommt derzeit auf etwa 3.000 bis 3.500 Einwohner eine Kraft in ambulanten sozialpflegerischen Diensten. Setzt man dies ins Verhältnis zur potentiellen Klientel - das Kuratorium Deutsche Altershilfe hat dies ja gemacht (20) - dann kommt man zu dem Ergebnis, daß wir viel mehr Personal in unseren ambulanten sozialen Diensten brauchen.

Dieses Ergebnis wird außer durch internationale Vergleiche auch durch die (leider schon etwas zurückliegende SOCIALDATA-Untersuchung gestärkt. Danach erhielten nur 12 % der Pflegehaushalte (22 % bei Gruppe A, 13 % bei Gruppe B) Hilfe von ambulanten Diensten bzw. freiberuflichen Hilfs- und Pflegekräften.

Daß mit den geringen Hilfen von außen die Überforderung der Pflegehaushalte und die z.T. anzutreffende Unterversorgung der Pflegebedürftigen einhergeht, liegt auf der Hand. Damit korrespondiert aber auch eine Überforderung in den ambulanten sozialpflegerischen Diensten. Dies alles war ein Grund für die Bundesregierung, bereits in ihrem Bericht zu Fragen der Pflegebedürftigkeit darauf hinzuweisen, daß auch die ambulanten Dienste für Pflegebedürftige ausgebaut werden müssen. In der letzten Zeit haben die

Länder ihre Förderung ausgeweitet.

Dies war aber auch ein Grund dafür, daß die Bundesregierung mit einem Modell vorausgegangen ist, mit dem Modellprogramm "Ambulante Dienste für Pflegebedürftige".

In dieses Modellprogramm sind 16 Sozialstationen eingeschlossen, die personell jeweils um 2 Fachkräfte und um bis zu 10 Zivildienstleistende verstärkt worden. Ein wichtiges Ziel des Modellprogramm ist es, die Einsatzfelder "Grundpflege" und "hauswirtschaftliche Versorgung" zu stärken.

Diese Einsatzfelder rangieren in den Sozialstationen auch deutlich hinter der Behandlungspflege. Dieser Versorgungsteil wird fast ausschließlich von den pflegenden Angehörigen, Nachbarn oder freiwilligen Helfern getragen. Nach den Untersuchungen von SOCIALDATA sowie der Studie "Grunddaten zur gegenwärtigen Situation der Sozialstationen in der Bundesrepublik" muß angenommen werden, daß nur ca. 6 % aller Pflegebedürftigen bei der Grundpflege und hauswirtschaftlichen Versorgung durch ambulante soziale Dienste unterstützt werden.

Gründe für diese Auswirkung sind: Dominanz der Finanzierungsregelung der RVO, Zwang, den medizinischen Notwendigkeiten vor allen anderen entsprechen zu müssen, auch die Ausrichtung des Personals in den Sozialstationen.

Die Erfahrungen mit dem Modellprogramm "Ambulante Dienste für Pflegebedürftige" bestätigen die Notwendigkeit des Ausbaus der ambulanten sozialen Dienste. Notwendig ist vor allem der Ausbau der Einsatzfelder Grundpflege, aktivierende Pflege, Rehabilitation und hauswirtschaftliche Versorgung. Sehr wichtig ist auch, daß die Sozialstationen künftig besser als bisher auf gerontopsychiatrische Probleme vorbereitet werden. Mit Rücksicht auf die genannten Erfordernisse werden in den Sozialstationen die Altenpfleger/-innen ein stärkeres Gewicht erhalten müssen.

Daß erhebliche Verbesserungen in der personellen Situation in den ambulanten Diensten nicht unrealistisch sind, haben die obigen Bemerkungen zum finanziellen Volumen des Gesetzentwurfs der Bundesregierung gezeigt.

Anmerkungen:

(1) Vgl. IGL: Bemerkungen zu einer Neuordnung der Sicherung bei Pflegebedürftigkeit. In: Sozialer Fortschritt 9/1986, S. 193 ff.

(2) Vgl. Abschnitte 10.6 ff.

(3) KURATORIUM DEUTSCHE ALTERSHILFE (Hrsg.): Gutachten über die stationäre Behandlung von Krankheiten im Alter und über die Kostenübernahme durch die gesetzlichen Krankenkassen. Köln, o.J. (1974)

(4) Kritisch zu dieser Unterscheidung von Krankheit und Pflegebedürftigkeit hat sich das Kuratorium Deutsche Altershilfe im o.a. Gutachten geäußert. Dazu vgl. auch ROLSHOVEN:Pflegebedürftigkeit und Krankheit im Recht. Berlin 1978; BUNDESARBEITSGEMEINSCHAFT DER FREIEN WOHLFAHRTSPFLEGE (Hrsg.): Stationäre Behandlung und Rehabilitation älterer Menschen in "Spezialeinrichtungen" nach § 184a RVO (1985); BUNDESARBEITSGEMEINSCHAFT DER FREIEN WOHLFAHRTSPFLEGE (Hrsg.): Ambulante ärztlich-therapeutische Behandlung alter Heimbewohner (1986).

(5) Vgl. hierzu insbesondere SOCIALDATA: Anzahl und Situation zu Hause lebender Pflegebedürftiger. In: BUNDESMINISTER FÜR JUGEND, FAMILIE, FRAUEN UND GESUNDHEIT (Hrsg.): Schriftenreihe, Band 80. Bonn 1980.

(6) SOCIALDATA, aaO, S. 42.

(7) Vgl. Bericht der Bundesregierung zu Fragen der Pflegebedürftigkeit. Bundestagsdrucksache 10/1943, S. 9.

(8) Ders., aaO, S. 13 ff

(9) Bundestags-Drucksache 10/6134.

(10) Bundestags-Drucksache 10/6135

(11) Bundestags-Drucksache 10/2609

(12) Bundestags-Drucksache 81/86

(13) Bundestags-Drucksache 137/86

(14) DEUTSCHER VEREIN FÜR ÖFFENTLICHE UND PRIVATE FÜRSORGE (Hrsg.): Entwurf eines Gesetzes zur Absicherung des Pflegerisikos, o.O. (1986)

(15) Vgl. Bericht der Bundesregierung zur Pflegebedürftigkeit, aaO, S. 14

(16) Vgl. DEUTSCHER VEREIN FÜR ÖFFENTLICHE UND PRIVATE FÜRSORGE (Hrsg.): Bestandsaufnahme der ambulanten sozialpflegerischen Dienste (zur Veröffentlichung in der Schriftenreihe des BMJFFG vorgesehen).

(17) Bundestags-Drucksache 10/6134, S. 16

(18) Ebda., S, 10.

(19) Ebda.

(20) KURATORIUM DEUTSCHE ALTERSHILFE (Hrsg.): Presse- und Informationsdienst 4/1985, S. 4 ff.

11. Politische Programme - und was haben wir davon ?

(Aus der Diskussion)

(B. Meifort)

Die Frage nach der Rolle des Staates zu stellen erscheint angesichts der offengelegten Widersprüche im sozial- und gesundheitspolitischen Bereich, mit denen die Beschäftigten in Sozialstationen umzugehen haben, geradezu zwangsläufig: Wie greift der Staat in die geschilderte Entwicklung ein ? Für die Frage nach den Eingriffsmöglichkeiten des Staates hinsichtlich der Versorgung Pflegebedürftiger sind zwei Steuerungsmittel in der aktuellen Diskussion: Die strukturelle Steuerung über Modellversuche im Bereich der Versorgungsangebote und die finanzielle Steuerung der Versorgung über gesetzliche Vorgaben zur Pflegeabsicherung. Beide Steuerungsmittel haben einen direkten Effekt auf die Sozialstationen und ihre Beschäftigten. Für die Beschäftigten in Sozialstationen stellt sich insofern die Frage, welches Bewußtsein diesen politischen Entscheidungen zugrundeliegt; wohin, mit welcher Zielsetzung der Staat seine Steuerungsmittel einsetzt; wie die Vorstellungen der Betroffenen (Patienten und Sozialstationen mit ihren Beschäftigten) einbezogen werden ?

Alle Beteiligten, auch die Bundesregierung, gehen von der Erkenntnis aus, daß für den bestehenden Bedarf und erst recht für den in Zukunft noch immens anwachsenden Bedarf an Pflegeleistungen sowohl ambulante Einrichtungen als auch stationäre Plätze fehlen; d.h. es ist von einer Unterversorgung der Pflegebedürftigen auszugehen. Aufgrund der nicht ausreichenden stationären Versorgungsangebote gilt die stationäre Pflege trotz des nur geringfügigen Anteils der dort untergebrachten Pflegebedürftigen (ca. 15 %) als "Verwahrpflege". Dennoch sind die Pflegekosten im stationären Bereich - trotz aller Mängel - so hoch, daß sie für die Mehrzahl der Bedürftigen nicht mehr finanzierbar sind. Darauf basiert offenbar die Überlegung, rehabilitative Maßnahmen zu verstärken, um die Verschlechterung des Pflegefalls zu verhindern und die Bedingungen für eine Stärkung der häuslichen Pflege zu verbessern. Aus der Unterversorgung der Pflegebedürftigen im ambulanten und im stationären Bereich die Konsequenz abzuleiten, daß die ambulante Pflege verstärkt werden muß, bedeutet letztenendes jedoch, die bereits überlasteten Familien, insbesondere die Frauen, noch stärker zu fordern und ein gesamtgesellschaftliches Problem auf sie abwälzen zu wollen.

Die Crux an den auf den ersten Blick plausibel erscheinenden Überlegungen, auf denen das Konzept der Bundesregierung zur Verbesserung der Versorgung und Sicherung bei Pflegebedürftigkeit basiert, liegt im Detail:

- Krankheit und Pflegebedürftigkeit werden weiterhin voneinander getrennt. Das führt dazu, daß der reine Pflegefall weiterhin von der Absicherung ausgeschlossen bleibt. Gerade die Gruppe, die bereits heute durch alle Maschen der sozialen Absicherung fällt, bleibt damit unversorgt. Insofern entspricht das Modell der Bundesregierung voll dem Satzungsrecht der Krankenkassen und bringt keine erkennbaren Verbesserungen.

- Das Modell der Bundesregierung ist von allen vorhandenen Vorschlägen das billigste; es ist an kurzfristiger Umsetzbarkeit (Finanzierbarkeit, Durchsetzbarkeit auf dem Niveau des kleinsten gemeinsamen Nenners) orientiert; ihm liegen keine erkennbaren längerfristigen politischen Vorstellungen zugrunde.

- Im Prinzip bringt das Konzept der Bundesregierung nichts Neues. Auch heute ist Rehabilitation prinzipiell nach der RVO als Kannleistung durchführbar; alle praktischen Erfahrungen zeigen jedoch, daß ein ungeheures Leistungsgefälle in diesem Bereich in der Praxis besteht.

- Es bleibt aber vor allem die offene Frage, ob eine Pflegeleistung von 25 Stunden pro Monat an Grund-, Behandlungs- und Hauspflege als Regelleistung ausreichen werden. Aus der Sicht der Praxis ist diese zeitliche Einschränkung nicht bedarfsgerecht.

- Mit der definitorischen Trennung von Krankheit und Pflegebedürftigkeit und der engen Stundenvorgabe von monatlich 25 Stunden Pflegeleistung wird das gesellschaftspolitische Problem der Versorgung Pflegebedürftiger auf die unterste Ebene verlagert. Wer definiert, was "Pflege" ist, welche Pflegeleistungen im einzelnen und in welchem Umfang erforderlich sind ? Das müssen bei dieser Konzeption die Beschäftigten weiterhin mit den Ärzten und Krankenkassen allein austragen.

- Mit den jetzt vorliegenden Überlegungen zur Pflegeabsicherung stellt sich außerdem die Frage, wie die Ergebnisse aus dem Modellprogramm "Ambulante Dienste für Pflegebedürftige" in die praktische Gesundheits- und Sozialpolitik umgesetzt werden. Waren zunächst Kostenüberlegungen bei der Durchführung des Modellprogramms vorrangig, sind es jetzt methodisch-organisatorische Überlegungen hinsichtlich der Entwicklung von Handreichungen für die Weiterentwicklung der häuslichen Pflege. Der naheliegende Gedanke, daß auf der Basis der ermittelten Patientenbedürfnisse und der Probleme der Sozialstationen eine Umsetzung und Weiterführung dieser Erkenntnisse auch im politischen Raum bei Fragen zur bedarfsgerechten Absicherung des Pflegefalls erfolgen würde, scheint damit hinfällig. Zum gegenwärtigen Zeitpunkt und mit dem vorgeschlagenen Modell der Bundesregierung erscheint das sogar eher widerlegt. Die anfangs gestellte Frage: "Politische Programme - und was haben wir davon ?" bleibt für die Betroffenen insofern weiter offen. Die Skepsis, die von Anfang an am Modellprogramm in der Praxis bestand, wird nach Vorlage des Gesetzesentwurfs der Bundesregierung nicht abgebaut, sondern noch verstärkt.

- Auch der berufspolitische Ansatz, der dem Modellkonzept zugrundeliegt, nämlich für eine bedarfsgerechte qualifizierte Versorgung Pflegebedürftiger den Personalschlüssel der Sozialstationen bei qualifiziertem und nicht formal qualifiziertem Personal im Verhältnis von 2 : 10 zu erhöhen, ist nicht unproblematisch. Das Konzept, gerade die Zahl schlecht oder gar nicht qualifizierter Beschäftigter in Sozialstationen merklich anzuheben und vor allem auch ehrenamtliche Mitarbeiter zu gewinnen (wobei ganz offensichtlich an ehrenamtliche Laien gedacht ist), birgt die Gefahr einer langfristigen Dequalifizierung der ambulanten, häuslichen Pflegearbeit in sich.

- Gerade auch angesichts der weiterhin zunehmenden Arbeitslosigkeit in den Berufsfeldern der Gesundheits- und Sozialberufe stellt sich vor allem die dringliche Frage nach der Rolle der Zivildienstleistenden in Sozialstationen. Sollen sie Personalersatz für die qualifizierte Alten- und Krankenpflege darstellen ? Wenn die Frage nach den Leistungen, die Zivildienstleistende in Sozialstationen erbringen können und das Bedürfnis nach Anleitungskonzepten für sie politisch geäußert wird, muß bedacht werden, daß Zivildienstleistende - auch aufgrund ihres nur kurzfristigen Einsatzes - weder qualifizierte Arbeitsleistungen in Sozialstationen erbringen können, noch wie Auszubildende ausgebildet werden können.

Im Hinblick auf diese grundsätzlichen Überlegungen kann der Eindruck gewonnen werden, daß im politischen Raum die Vorstellung besteht, daß Pflegebedürftigkeit eine Privatangelegenheit ist und kein gesellschaftlich zu lösendes Problem. Entsprechend dem Grundsatz der Subsidiarität bedeutet damit "Absicherung der Pflegebedürftigkeit" bei näherer Betrachtung, daß - allen öffentlichen Bekundungen zum Trotz - Pflegebedürftigkeit nach den Vorstellungen der zuständigen Politiker auf das Private, d.h. auf die Betroffenen, ihre Familien und vor allem: auf Frauen abgeschoben werden soll.

12. Gesundheits- und sozialpflegerische Berufe im Umbruch. Weiterführende Thesen für eine Neuorientierung der Berufsbildung. (B. Meifort)

An dieser Stelle soll im Rückblick auf die vorausgegangenen Beiträge unter berufsbildungspolitischen Gesichtspunkten abschließend der Zusammenhang zwischen Arbeitswelt und beruflicher Bildung hergestellt werden. Dazu erscheint es mir sinnvoll, zunächst einige zentrale Gedanken aus meiner Forschungsarbeit vorzustellen, die mir auch als Ausgangspunkte für die Identifikation eines (gemeinsamen) beruflichen Selbstverständnisses der Beschäftigten in sozialen Diensten tauglich erscheinen.

12.1 Berufspolitische Ausgangsproblematik zur Identifikation eines beruflichen Selbstverständnisses der Gesundheitsberufe.

Anfang der 80er Jahre habe ich im Bundesinstitut für Berufsbildung eine Untersuchung über Entwicklungen im Gesundheitswesen und daraus abzuleitende Konsequenzen für die berufliche Bildung der Gesundheitsberufe (1) durchgeführt. Diese Untersuchung war nicht auf einige wenige Berufe eingegrenzt, sondern berufsfeldbreit angelegt. Das Berufsfeld Gesundheit wurde in vier Berufsgruppen unterteilt (Pflegebereich, Primärversorgung, diagnostisch-technischer Bereich, Rehabilitation). Daraus wurden exemplarisch insgesamt 19 ausgewählte Berufe einer genaueren Analyse unterzogen. Dabei habe ich festgestellt, daß es eine ganze Reihe von Lerninhalten in den verschiedenen Ausbildungsgängen gibt, die sich ähnlich oder die sogar gleich sind, weil sie auf verwandte Aufgaben in angrenzenden Tätigkeitsbereichen oder auf Aufgaben, die sich sogar überlappen, vorbereiten. Insofern kann nicht nur bei Berufen derselben Berufsgruppe, sondern innerhalb des gesamten Berufsfeldes Gesundheit von zahlreichen berufsübergreifenden Lerninhalten gesprochen werden. Auf der anderen Seite konnte ich eine Anzahl von Ausbildungsinhalten identifizieren, die, gemessen am Leistungsanspruch der betreffenden Berufe, nicht ausreichend vermittelt werden. Dies gilt im Hinblick auf die technische Entwicklung im Gesundheitswesen, auf die eine Reihe von Berufen nicht hinreichend vorbereitet werden. Weiterhin, so ergab die hier angesprochene Defizitanalyse, entsprechen die Qualifikationen der Mehrzahl der Gesundheitsberufe im Bereich psychosozialer Versorgung nicht mehr den tatsächlichen berufspraktischen Anforderungen. In diesem Zusammenhang stellte sich auch die Frage, ob die versorgungsstrukturelle Entwicklung in Richtung auf den Ausbau ambulanter Dienste eine zumindest organisatorische Lösung für zwei wesentliche - hier nur stichwortartig aufzulistende - Problemkonstellationen sein könnte (2): Die mangelnde Kooperation der Berufe untereinander und Qualifikationsdefizite bzw. Vernachlässigung von psychosozialen Qualifikationen, deren Bedeutung in der Berufspraxis zugenommen haben. Daraus folgerte sogleich eine zweite, weiterführende Frage: Wenn dem so ist - wie können dann die Beschäftigten mit den Versorgungsansprüchen im ambulanten Bereich umgehen, wenn sie ihre Ausbildung und ihre ersten Berufserfahrungen (die prägenden Elemente der beruflichen Sozialisation also) fast ausschließlich in stationären Einrichtungen sammeln ? Es gibt keine Ausbildungseinrichtung für Gesundheits- und Sozialberufe, die an eine ambulante Einrichtung angeschlossen wäre. Krankenpflegeschulen sind an Krankenhäuser angeschlossen; die meisten Berufe, die ihre praktische Ausbildung in Form eines Praktikums ableisten, erhalten diese Ausbildung ebenfalls in - meist großen - stationären Einrichtungen.

Nach dieser Grundlagenanalyse bleibt festzuhalten, daß mit der Entwicklung des Gesundheits- und Sozialwesens zu einem mächtigen Wirtschaftsbereich und zu einem wichtigen Teilarbeitsmarkt die berufsstrukturelle Entwicklung sich ganz offensichtlich nach anderen (bspw. technischen und ökonomischen) Kriterien ausrichtete als an den Versorgungsansprüchen der zu betreuenden Klientel. Das bedeutet, daß die Berufskonstruktionen und die Ausbildungsgänge zu teilweise grotesken, künstlichen Trennungen von sachlich miteinander verbundenen Aufgaben und Inhalten führte.

Betrachtet man diese Entwicklung im historischen Verlauf, so wird deutlich, daß sich der bis heute zu verzeichnende Abspaltungs- und Differenzierungsprozeß um die vier traditionellen Heil-, Pflege- und Assistenzberufe "Arzt/Ärztin", "Hebamme", "Krankenschwester" und "Medizinisch-technische Assistentin" herum abspielte. Aus berufsständischem Denken heraus wurde dabei der Versuch unternommen, sich Hilfskräfte zu schaffen oder aber durch berufliche Abgrenzung die "Andersartigkeit" des eigenen Berufs bzw. die Unzulänglichkeit anderer Berufe zu unterstreichen.

Diese kurzen Hinweise auf berufsgeschichtliche und berufspolitische Entwicklungszusammenhänge sollen genügen, um die Ausgangsproblematik und die Allgemeingültigkeit der Fragestellung nach einem beruflichen Selbstverständnis der Beschäftigten im Gesundheitswesen im allgemeinen sowie in den sozialen Diensten im besonderen zu verdeutlichen. Die berufsstrukturellen Entwicklungen im historischen Prozeß zu begreifen, ist bei Erklärungs- und Lösungsversuchen im Hinblick auf die Identifikatione eines (gemeinsamen) beruflichen Selsbtverständnisses von fundamentaler Bedeutung: "Die Historie bietet (hier) nicht allein empirisches Material, sondern vor allem Stoff zur Selbstbestimmung, zur eigenen Orientierung, zur Interpretation ... (der) Identität." (3)

Im Anschluß an die oben kurz dargestellte Untersuchung habe ich ein Forschungsprojekt durchgeführt, das die Berufsanforderungen an Beschäftigte in ambulanten gesundheits- und sozialpflegerischen Diensten sowie deren Fortbildungsbedürfnisse und Fortbildungsmöglichkeiten analysieren soll (4). Daraus soll eine Konzeption für die Fortbildung von Beschäftigten in ambulanten Diensten entwickelt werden, die den Trägern sozialer Dienste als Hilfe für die Entwicklung interner, berufsbegleitender Fortbildungsangebote zur Verfügung gestellt werden soll. Die Konzeption soll von den konkreten Bedürfnissen der Beschäftigten ausgehen und so aufgebaut sein, daß sie (z.B. als Fortbildung in Baustein-Form) den jeweils ganz unterschiedlichen Verhältnissen und Anforderungen der verschiedenen Einrichtungen und Regionen angepaßt werden kann.

In diese Untersuchungen sind Sozialstationen, die auch am Modellversuchsprogramm der Bundesregierung beteiligt sind, einbezogen (5). Die Ergebnisse der empirischen Erhebung werden gegenwärtig ausgewertet und mit den an meiner Untersuchung Beteiligten besprochen. Ich hoffe, das oben skizzierte Fortbildungskonzept noch in diesem Jahr als Ergebnis meines Forschungsprojekts einer breiten Öffentlichkeit vorstellen zu können.

12.2 Die Besonderheit häuslicher sozial- und gesundheitspflegerischer Arbeit.

Zentraler Ausgangspunkt meiner laufenden Untersuchung war die Feststellung, daß sich für eine große Anzahl von Gesundheits- und Sozialberufen die beruflichen Einsatzorte von der stationären Versorgung zu ambulanten Einrichtungen verlagert haben. Diese Verlagerung hat zunächst eine nicht zu unterschätzende beschäftigungspolitische Bedeutung:

Während das Gesundheits- und Sozialwesen in der Vergangenheit beständig expandierte und insbesondere im Bereich der stationären Großeinrichtungen die Zahl der Beschäftigten erheblich zunahm, sind spätestens seit 1983 bei eigentlich allen Gesundheits- und Sozialberufen starke Beschäftigungseinbrüche festzustellen. Demgegenüber gehören die ambulanten gesundheits- und sozialpflegerischen Dienste zu den ganz wenigen Beschäftigungsbereichen, bei denen in den vergangenen 15 Jahren nennenswerte Beschäftigungszuwächse zu verzeichnen sind. Zwar sind diese Zuwächse in absoluten Zahlen - verglichen mit den Beschäftigtenzahlen im stationären Bereich - gering; prozentual allerdings sind sie relativ hoch: Zwischen 1974 und 1980 hat es eine Zunahme von Beschäftigten im ambulanten Bereich von etwa 30 % gegeben; zwischen 1981 und 1984 gab es hier immerhin noch eine Steigerung von 24 %, während im stationären Bereich und hier insbesondere bei den Krankenpflegeberufen die Arbeitslosigkeit in ganz erheblichem Ausmaß zugenommen hat (6).

Angesichts der demografischen Entwicklung auf der einen und angesichts der gesundheitspolitischen Zielsetzung der Bundesregierung und sämtlicher Landesregierungen auf der anderen Seite ist anzunehmen, daß in diesem Sektor auch in Zukunft mit Personalzuwächsen zu rechnen ist. Insofern ist eine Analyse der Anforderungs- und Qualifizierungssituation des Personals im Bereich ambulanter Dienste - insbesondere auch im Hinblick auf die strukturellen Differenzen zwischen stationärem und ambulantem Bereich - von erheblicher Bedeutung.

Die oben beschriebene Annäherung der beruflichen Einsatzorte für Gesundheits- und Sozialberufe hat über die beschäftigungspolitische Bedeutung hinaus auch erhebliche berufsbildungspolitische Konsequenzen. Das heißt, angesichts der Veränderung der Tätigkeitsfelder für die im ambulanten

Bereich tätigen Berufsangehörigen wird es aufgrund struktureller und organisatorischer Unterschiede zwischen stationären und ambulanten Einrichtungen klärungsbedürftig, wie die Beschäftigten in gesundheits- und sozialpflegerischen Diensten auf ihre Arbeit in der häuslichen Versorgung vorbereitet werden. Dies ist erforderlich, weil die Ausbildung für die meisten der in den sozialen Diensten Beschäftigten bislang überwiegend auf die Arbeit in stationären Einrichtungen abstellt. Der stationäre Bereich unterscheidet sich vom ambulanten Bereich zunächst durch eine hohe Arbeitsteilung. Ihr entspricht eine stark differenzierende Gliederung in Ausbildung und Arbeit. I.d.R. lernen die Berufsangehörigen somit in speziellen Facheinheiten für spezielle Patientengruppen und in einer Gruppe von Angehörigen desselben Berufs zu arbeiten. Darüber hinaus ist auch eine stark hierarchisch geprägte Arbeitsteilung im stationären Bereich zu beobachten: Unterschiedliche Aufgaben werden i.d.R. nicht nur inhaltlich, sondern auch hinsichtlich des Niveaus und des Kompetenzumfangs unterschiedlich qualifiziertem Personal zugewiesen (7).

Dem Personal in stationären Einrichtungen stehen für die Arbeit viele verschiedene Dienste sowie eine große Anzahl technischer und organisatorischer Hilfsmittel auf der jeweiligen Station (bzw. in der jeweiligen Einrichtung) zur Verfügung. Auch die personelle Situation in stationären Einrichtungen läßt für die Beschäftigten vielfältige Hilfen zu. Im Prinzip ist bei besonders starken physischen Belastungen immer ein Kollege odere eine Kollegin zur Unterstützung erreichbar. Die Verantwortungs- und Aufgabenbereiche der verschiedenen Berufe sind im stationären Bereich klar voneinander geschieden und unterschiedlich definiert - beispielsweise zwischen einjährig und dreijährig ausgebildetem Pflegepersonal. Ein Arzt ist jederzeit verfügbar, der dem nichtärztlichen Personal Entscheidungen abnehmen kann. Der Umgang mit den Patienten findet, auch wenn aus dem familiären und häuslichen Bereich Einfluß auf die Situation im Krankenhaus genommen werden kann, in einer weitgehenden Isolation vom gewohnten häuslichen Umfeld der Patienten statt.

Demgegenüber ist die Arbeit in der häuslichen Versorgung Einzelarbeit. Die Beschäftigten arbeiten in den sozialen Diensten weitgehend auf sich allein gestellt; ihnen stehen Dienste und Hilfen, wie ich sie beispielhaft für den stationären Bereich aufgelistet habe, nicht zur Verfügung. Sie müssen ihre Arbeit ohne Unterstützung umfassend selbst organisieren. Sie müssen auf unterschiedliche Situationen flexibel reagieren können. Sie müssen den Patienten rundum und eigenständig zuende versorgen, gleich, ob ihre Schicht beendet ist oder nicht. Der Patient verbleibt in seinem sozialen Umfeld; die Lebens- und Wohnbedingungen des Patienten, die von Fall zu Fall höchst unterscheidlich sind, beeinflussen die Arbeitsbedingungen der Mitarbeiter in den ambulanten Diensten in ganz erheblichem Umfang. Das Personal wird nicht nur mit den unterschiedlichsten Problemlagen, Krankheiten und Ansprüchen und Charaktermerkmalen der Patienten konfrontiert, bei den einzelnen Patienten können auch unvermittelt Veränderungen auftreten, auf die die Beschäftigten unmittelbar reagieren müssen. Die Auseinandersetzung mit den Existenzbedingungen der Pflegebedürftigen erfordert ein hohes Ausmaß an selbständiger und - vor allen Dingen - situationsadäquater Reaktionsfähigkeit. Das heißt: Mitarbeiter in ambulanten sozialen Diensten müssen situationsgerechtund selbständig Entscheidungen treffen. Die Berufsanforderungen sind nicht ausschließlich pflegerischer Natur; oft ist die Pflegeperson der einzige Ansprechpartner des Patienten - auch für Fragen, auf die sie nicht vorbereitet, geschweige denn ausgebildet worden ist und für die sie sich in vielen Fällen auch nicht zuständig fühlt. Sie darf und kann sich jedoch aufgrund des Anspruchs, patientenorientierte, ganzheitliche Arbeit zu leisten, dieser Anforderungssituation nicht entziehen. Das Pflegepersonal hat in solchen Situationen die erforderlichen Hilfen zu vermitteln und Beratungen zu geben. Es muß sich darum kümmern, daß der Patient mit seinen Anliegen nicht alleingelassen wird. Die Mitarbeiter in ambulanten Diensten müssen insofern auch mit den unterschiedlichsten Berufen und Institutionen zusammenarbeiten - mit Behördern, Ärzten, Nachbarn u.v.a.m.

Wenn man sich die Vielfalt der hier nur kurz aufgelisteten Anforderungen vergegenwärtigt, dann kann mit einigem Recht behauptet werden, daß die Ausbildung in stationären Einrichtungen für eine Berufstätigkeit im ambulanten Bereich nicht ausreichen kann. Ausbildung und Berufserfahrung aus dem stationären Bereich sind nicht unmittelbar auf die Arbeit im ambulanten Bereich übertragbar.

Auch mit dem novellierten Krankenpflegegesetz kann meines Erachtens den veränderten Anforderungen im ambulanten Bereich nicht voll entsprochen werden. Man kann damit zwar einen Eindruck über die Anforderungen und Arbeitsbedingungen im ambulanten Bereich vermitteln, aber es ist zweifelhaft, ob dadurch eine realistische und anforderungsgerechte Vorbereitung auf eine Beschäftigung in diesem Sektor erreicht werden kann.

Der Gedanke, Ausbildungsstätten nicht nur an stationäre Einrichtungen, sondern auch an ambulante Einrichtungen anzugliedern, sind meines Wissens bislang nie ernsthaft verfolgt worden. Jedenfalls erscheint eine solche Kombination, die den ambulanten ebenso wie den stationären Einrichtungen die Ausbildungsbefugnis übertrüge, bis heute nicht vorstellbar. Allerdings erfordert die situationsadäquate Einschätzung der Lebenssituation der Pflegebedürftigen auch ein gewisses Maß an Lebenserfahrung, eine Anforderung, die nur auf der Grundlage einer gewissen menschlichen und beruflichen Reife eingelöst werden kann und die auf den ersten Blick die Sinnhaftigkeit einer beruflichen Erstausbildung in Sozialstationen grundsätzlich in Frage stellt. Insofern muß realistischerweise davon ausgegangen werden, daß momentan Qualifikationsverbesserungen für die ambulante gesundheitspflegerische und sozialpflegerische Arbeit nur über Fort- und Weiterbildungsmaßnahmen erreicht werden können; nur sie scheinen in der Lage, die berufliche Situation der Beschäftigten im ambulanten Bereich nachhaltig zu verbessern.

Auch im Hinblick auf den drastischen Anstieg der Arbeitslosigkeit in den Gesundheits- und Sozialberufen erscheinen mir Fort- und Weiterbildungsmaßnahmen das geeignete Mittel, um für den relativ neuartigen Beschäftigungsort "Sozialstation" die erforderlichen Qualifikationen zu vermitteln und damit die berufliche Flexibität und die Berufschancen von Angehörigen aus Gesundheits- und Sozialberufen zu erhöhen.

12.3 Mit der Verlagerung der beruflichen Einsatzorte ist eine Verlagerung der beruflichen Anforderungsschwerpunkte verbunden.

In welchen Bereichen sind jedoch derartige Zusatzqualifikationen erforderlich ? Wo liegen diejenigen Qualifikationselemente, die mit Hilfe von geeigneten Fort- und Weiterbildungsmaßnahmen für Beschäftigte in Sozialstationen zugänglich gemacht werden müssen ? Nach meinen Erfahrungen liegen sie sowohl im berufsspezifisch-fachlichen als auch im berufsübergreifenden Bereich.

12.3.1 Berufsbezogene Qualifikationen

Die Arbeit ambulanter Dienste im häuslichen Bereich der Patienten ist überwiegend Einzelarbeit. Aufgrund dieser Arbeitssituation werden die berufsspezifisch-fachlichen Anforderungen an jeden einzelnen Beschäftigten steigen - auch, weil das Ausmaß an Selbständigkeit und Eigenverantwortlichkeit angesichts solcher Arbeitsbedingungen in jedem Fall wesentlich höher einzuschätzen ist als in stationären Einrichtungen. Von daher ist der Bedarf an Fortbildung in berufsspezifischen Gebieten als sehr hoch einzuschätzen. Hier liegt nach meinen Untersuchungsergebnissen auch ein Schwerpunkt der bereits vorhandenen Fort- und Weiterbildungsangebote.

12.3.2 Extrafunktionale Qualifikationen

Auf der anderen Seite steigt auch auf dem Gebiet der nicht berufsspezifischen Aufgaben das Anforderungsniveau an. Ich meine damit die sog. extrafunktionalen Qualifikationen, die im ambulanten Bereich für jeden Beruf - unabhängig davon, ob es sich um Altenpfleger oder eine Krankenschwester handelt - immer größere Bedeutung erhalten. Extrafunktionale Qualifikationen betreffen z.B. die Fähigkeit, mit dem Patienten in seiner häuslichen

Umgebung umzugehen, die Team- bzw. Kooperationsfähigkeit, Organisationsfähigkeit und betriebswirtschaftliche Kenntnisse sowie die Fähigkeit zur pädagogisch-didaktischen Anleitung. Auf diese vier m.E. wesentlichen Qualifikationsbereiche will ich im folgenden ein wenig näher eingehen:

Psychosoziale Qualifikationen

Die Bedeutung psychosozialer Qualifikationen ist in der gesundheits- und sozialpflegerischen Arbeit in den letzten Jahren zunehmend erkannt worden. Gerade auch im ambulanten Versorgungsbereich werden hier erhöhte Anforderungen gestellt. Offenheit für die persönlichen, familiären und häuslichen Bedingungen und die Fähigkeit, damit umzugehen, gelten als unumstrittene Voraussetzungen für die Arbeit im ambulanten Bereich. Während Patienten von Einflüssen aus dem familiären und häuslichen Bereich in der stationären Versorgung in gewissem Maße abgeschirmt sind, wirken Einsamkeit und Ärger mit Angehörigen, finanzielle Schwierigkeiten, Wohnbedingungen usf. sowohl auf das Befinden des Patienten als auch auf das Befinden und die Arbeitsmöglichkeiten des Personals ein. Da psychosoziale Qualifikationen bislang in den Ausbildungsgängen der Berufe des Gesundheits- und Sozialwesens nicht in dem eigentlich erforderlichen Ausmaß vermittelt werden, ist es nicht verwunderlich, daß hier neben den berufsspezifischen Angeboten der zweite Schwerpunkt bereits vorhandener Fort- und Weiterbildungsangebote für Beschäftigte in ambulanten Diensten liegt. Hierzu gehören bspw. Themenangebote zum Umgang mit Angehörigen, zum Umgang mit Sterbenden, aber auch zum Umgang mit (altersbedingten) psychischen Störungen. Die Bedeutung dieser Qualifikationen, das haben die Diskussionen, die ich im Verlauf meiner Untersuchungen mit Berufsangehörigen aller Hierarchie- und Funktionsebenen aus Sozialstationen geführt habe, immer wieder ergeben, kann für die Berufsarbeit in Sozialstationen nicht hoch genug eingeschätzt werden.

Zu den psychosozialen Qualifikationen gehört es jedoch nicht nur, die Bedürfnisse des Patienten (in seiner häuslichen Umgebung) zu erkennen und aufzugreifen, ihre Hintergründe und Entstehungsgeschichte zu begreifen, sondern auch, mit den dabei gemachten Erfahrungen umgehen zu können, den entstehenden Belastungssituationen standhalten zu können. Das bedeutet, daß es nicht nur Inhalt von Fort- und Weiterbildungsangeboten sein darf, unterschiedliche Patientensituationen zu reflektieren und zu verstehen versuchen. Inhalt von Fort- und Weiterbildung muß es in verstärktem Maße auch sein, die eigene Person, die berufliche Situation der helfenden Berufe, die Grenzen ihrer Arbeit zu reflektieren. Selbst- und Fremdwahrnehmung, Supervision, Interaktionsprozesse müssen in diesem Zusammenhang thematisiert werden.

Kooperations- und Kommunikationsfähigkeit

Der Arbeitseinsatz im Bereich ambulanter Dienste unterliegt fachlichen, personellen und zeitlichen Begrenzungen: Sozialstationen sind de facto Klein- oder sogar Mittelbetriebe. Sie haben nur eine begrenzte Anzahl von fachlich ganz unterschiedlich vorgebildetem Personal und die Personaldecke ist i.d.R. sehr dünn, so daß der Arbeitseinsatz des Personals starken zeitlichen Restriktionen unterliegt. Außerdem kann das Personal nicht immer nach fachlichen Gesichtspunkten entsprechend seiner beruflichen Ausbildung eingesetzt werden. Angesichts der Tatsache, daß die Arbeit in sozialen Diensten Einzelarbeit ist und viele der Beschäftigten häufig die einzigen Ansprechpartner für die Patienten sind, müssen sie auch für Fragen, die über ihre berufsfachliche Zuständigkeit hinausgehen, die Zuständigkeit übernehmen. Demgegenüber steht der Anspruch vieler, ja eigentlich aller Sozialstationen, ganzheitliche Pflege zu leisten - ein Anspruch, der unmittelbar mit einer Aufhebung der qualifikatorischen, personellen und zeitlichen Begrenzung ihrer Arbeit in Zusammenhang steht.

Diesen manifesten Widerspruch können die Beschäftigten nur auffangen, wenn sie ihre Arbeit kooperativ verstehen. Das heißt: Die Beschäftigten müssen sich als Kooperationspartner nicht nur des Patienten, sondern auch anderer Fachkräfte und auch anderer Einrichtungen verstehen, um ineffektives nebeneinander und Versorgungslücken zu vermeiden. Das bedeutet: Für eine den divergenten Bedürfnissen der Pflegebedürftigen entsprechende Versorgung ist die Kommunikation und die Kooperation der Berufs- und Beschäftigtengruppen innerhalb einer Sozialstation ebenso von Bedeutung wie die Kommunikation und die Kooperation mit den Beschäftigten in anderen Sozialstationen und weiterer Einrichtungen wie bspw. Ämter, Krankenhäuser oder niedergelassene Ärzte der gesamten Region.

Möglichkeiten und Bereitschaft zur Kooperation werden ganz erheblich von den formalen, organisatorischen Rahmenbedingungen der Arbeit in Sozialstationen beeinflußt. Dies wird z.B. an bereichs- bzw. berufsspezifisch oder aber, im Gegenteil, berufs- und bereichsübergreifend durchgeführten Dienstbesprechungen deutlich. Folgt man den Erfahrungen, die ich im Zusammenhang mit meinen Untersuchungen gewonnen habe, nimmt gegenwärtig bspw. die Tendenz zu, bereichsspezifische Dienstbesprechungen abzuhalten. Das heißt: Im Zuge der steigenden Nachfrage nach Leistungen der Sozialstationen und des daraus resultierenden Wachstums der Institution "Sozialstation" werden arbeitsorganisatorische Veränderungen zur Effektivierung und Rationalisierung der Arbeit in Sozialstationen vorgenommen. Sie laufen augenscheinlich darauf hinaus, daß die unmittelbar in der leichter abzurechnenden krankenpflegerischen Versorgung eingesetzten Krankenschwestern und Altenpfleger miteinander kommunizieren, alle übrigen Berufe aber weitgehend von dieser Kommunikations- und Kooperationsebene ausgeschlossen bleiben.

Die Kooperations- und Kommunikationsbereitschaft und -fähigkeit wird darüber hinaus auch ganz erheblich vom beruflichen Selbstverständnis der einzelnen Berufsgruppe, von der Fremd- und Selbsteinschätzung des jeweiligen Berufs beeinflußt. Die Einschätzung der eigenen, aber auch der fremden beruflichen Kompetenz, das Bewußtsein gerade auch über die Grenzen der eigenen und die Anerkennung der beruflichen Handlungsfähigkeit anderer spielen hier eine entscheidende Rolle. Dazu benötigt man die Fähigkeit, die eigene berufliche Kompetenz als grundsätzlich ergänzungsbedürftig anzuerkennen und sich zuständig zu fühlen, die Einschaltung der Fachkompetenz von Angehörigen "angrenzender Berufe" vorzunehmen. Dieses erfordert vor allem auch Kenntnisse von den Fähigkeiten und Aufgaben der übrigen Beschäftigten- und Berufsgruppen, Kenntnisse, die im Rahmen der Berufsbildung im Gesundheits- und Sozialwesen nur äußerst unzureichend vermittelt werden. Vielmehr werden solche Kenntnisse häufig durch diffuse, vorurteilsbeladene Vorstellungen belastet. Das führt dazu, daß in den meisten Fällen nicht nur sehr unpräzise Kenntnisse über die Berufe von Kolleginnen und Kollegen vorhanden sind, mit denen man täglich zusammenarbeitet, sondern viel mehr noch, daß die Qualifikationen der anderen Berufe negativ von den eigenen Kompetenzen abgegrenzt werden: Was die anderen Berufe im Gegensatz zum eigenen Beruf nicht können, spielt im Rahmen einer solchen Abgrenzung eine wesentlich größere Rolle als das Nachdenken darüber, was die anderen Berufe auch oder sogar besser können. Auffallend erscheint mir in diesem Zusammenhang auch die Feststellung, daß Abgrenzungs- und Konkurrenzkämpfe zwischen Angehörigen der Gesundheits- und Sozialberufe in Sozialstationen, die aus ursprünglichen Gemeindekrankenpflegestationen entstanden sind, größer zu sein scheinen als in Sozialstationen, die von Anfang an verschiedene Berufe und entsprechende Aufgabenzuweisungen vorsahen.

Betriebswirtschaftliche Kenntnisse und Organisationsfähigkeit

Sozialstationen sind Betriebe von unterschiedlicher, aber in der Tendenz zunehmender Größe. In Betrieben haben kaufmännisch-verwaltende, Planungs- und Organisationsaufgaben einen zentralen Stellenwert, weil sie für die Finanzierung eines Betriebs, wie es Sozialstationen sind, die Grundlage bilden. Hinzu kommt, daß diesen Aufgaben eine große Informations- und Steuerungsfunktion im betriebswirtschaftlichen Ablauf einer jeden Einrichtung zukommt. Diese Aufgaben werden in stationären Einrichtungen daher aus der pflegerischen Arbeit weitgehend herausgelöst und der mittleren Führungsebene zugerechnet. Die erforderlichen speziellen Qualifikationen für diesen Aufgabenbereich werden in stationären Einrichtungen in Weiterbildungslehrgängen (z.B. Stationsleitung, Pflegedienstleitung) vermittelt; darin zeigt sich u.a. auch die Bedeutung, die der stationäre Bereich diesen Aufgaben zumißt.

Auch in ambulanten Einrichtungen fallen mit der Ablösung der häuslichen Pflege als karitative kirchliche Arbeit durch betriebswirtschaftlichen Grundsätzen unterliegende Einrichtungen zahlreiche kaufmännisch-verwaltende sowie Planungs- und Organisationsaufgaben an, die für die Abwicklung der pflegerischen Arbeit unerläßlich sind. Während anfangs diese Aufgaben i.d.R. auf alle Beschäftigten in der Sozialstation verteilt wurden, nimmt mit zunehmender Größe gerade in diesem Aufgabenbereich auch in Sozialstationen die Arbeitsteilung zu: Besondere Funktionen werden geschaffen, Stellen für die Einsatzleitung oder die Geschäftsführung werden eingerichtet, Verwaltungskräfte werden eingestellt. Aber gerade die Konzentration und der quantitative Zuwachs an diesen Aufgaben bei bestimmten Funktionsstellen führen dazu, daß hier auch die Anforderungen hinsichtlich einer professionellen Aufgabenwahrnehmung steigen, d.h. daß mit besonders für diesen Aufgabenbereich ausgebildeten Berufsqualifikationen gearbeitet werden muß.

Gleichzeitig mit der Herauslösung der kaufmännisch-verwaltenden Aufgaben als pflegefremde Aufgaben durchdringt auch den Pflegeprozeß zunehmend systematisches, planerisches und organisierendes Denken: Die gesundheits- und sozialpflegerische Arbeit soll rationaler, nachvollziehbar, vergleichbar gemacht werden, um ein qualitatives Mindestniveau einhalten zu können. Forderungen nach Rationalisierung und größerer Einheitlichkeit der Pflegearbeit, wie sie Konzepten der Pflegeplanung und Pflegedokumentation zugrundeliegen, sind allen Beschäftigten in diesem Bereich bekannt. Damit werden allerdings auch dieselben methodischen Anforderungen im Pflegebereich - Planungstechniken, Kenntnisse im Umgang mit Organisations- und Dokumentationssystemen - gestellt wie im betriebswirtschaftlichen Bereich einer Sozialstation. Alle diese Aufgaben basieren zudem auf den gleichen Rechtsgrundlagen, so daß hier nicht von berufsspezifischen, sondern ganz im Gegenteil von berufsübergreifenden Anforderungen gesprochen werden kann.

Bemerkenswert erscheint mir in dem hier zur Diskussion stehenden Zusammenhang zweierlei: Abgrenzungs- und Konkurrenzkämpfe, wie sie z.B. zwischen den unmittelbar mit den Patienten zusammenarbeitenden Berufen, also insbesondere zwischen Krankenschwestern, Altenpflegepersonal und Sozialarbeitern ins Auge fallen, finden zwischen Pflege- und Verwaltungspersonal nicht statt. Offensichtlich wird die Entlastung des Pflegepersonals von pflegefremden Aufgaben durch Verwaltungskräfte als positiv beurteilt. Eher schon entstehen gelegentlich Probleme, wenn zusätzliche Funktions- und Hierarchieebenen, bspw. in der Einsatzleitung, eingeführt werden. Ferner ist das Defizit an Fort- und Weiterbildungsangeboten für den betriebswirtschaftlichen und organisatorisch-planerischen Aufgabenbereich auffallend. Fort- und Weiterbildung richtet sich in diesem Bereich, wenn überhaupt, dann an die Gruppe der Beschäftigten in Einsatzleitung und Geschäftsführung. Der inhaltliche Zusammenhang zwischen den Methoden der Planung und Organisation im Pflegebereich und im Verwaltungsbereich wird bislang nicht thematisiert, obwohl hier für die Identifikation eines einheitlichen und gemeinsamen Aufgaben- und damit auch Berufsverständnisses in einer Sozialstation ein wichtiger Ansatzpunkt liegt. Fortbildung für Verwaltungskräfte scheint darüber hinaus, soweit sie nicht die Funktion der Einsatzleitung oder Geschäftsführung zugleich mit wahrnehmen, vollends übersehen zu werden.

Qualifikation zur Anleitung

Die Frage der Anleitung ist ein allgemein ungelöstes Problem der Berufsausbildung von Gesundheits- und Sozialberufen. Im Gegensatz zu allen anderen Berufsgruppen gibt es im Gesundheits- und Sozialwesen keine verbindlichen Regelungen für die Praxisanleitung. Während in allen anderen Berufsbereichen ein Ausbildungsrahmenplan für die praktische Ausbildung und die Befähigung zur Anleitung ohne einen entsprechenden Fortbildungsnachweis undenkbar ist, fehlt diese verbindliche Vorschrift im Bereich der Gesundheits- und Sozialberufe. Mit dieser Problematik werden durch das novellierte Krankenpflegegesetz nunmehr auch die Sozialstationen konfrontiert, seitdem in der Krankenpflegeausbildung auch der Einsatz in Sozialstationen während der praktischen Ausbildung vorgeschrieben ist.

Die Praxisanleitung spielt für die sozialen Dienste aber nicht nur in Bezug auf die Krankenpflegeausbildung, sondern auch deshalb eine besondere Rolle, weil durch den zwangsläufigen und zunehmenden Einsatz von Laien eine immer größer werdende Zahl von Nichtqualifiziertenim Bereich der ambulanten Pflege mitwirkt. Einerseits funktioniert die häusliche Versorgung angesichts der zeitlich befristeten und nur punktuellen Einsätze des professionellen Personals nur durch das Mitwirken von Laien, seien es Angehörige oder Nachbarn oder dergleichen. Angesichts des großen Bedarfs an häuslicher Versorgung alleinlebender älterer Menschen nimmt aber auch der Einsatz an nicht formal qualifiziertem Personal, das i.d.R. gegen Stundenvergütung in der sog. "Hauspflege" eingesetzt wird, zu. In diesem Zusammenhang ist auch der zunehmende Berufseinsatz von Zivildienstleistenden und jungen Frauen aus dem "freiwilligen sozialen Jahr" zu verstehen. Andererseits, darauf wurde bereits verwiesen, spielt die Praxisanleitung im ambulanten Bereich nicht nur für Laien eine wichtige Rolle. Da die Ausbildung des professionell qualifizierten Personals nicht direkt auf die besonderen Anforderungen im häuslichen Bereich vorbereitet, benötigen auch sämtliche neuen Fachkräfte eine Praxisanleitung. Daher ist es von Bedeutung, Anleitungskonzepte auf dem Wege entsprechender Fortbildungsmaßnahmen zur Verfügung zu stellen. Tatsächlich, so die Ergebnisse meiner Befragungen, stehen allenfalls für die Anleitung der Krankenpflegeschüler und ggf. für neue Mitarbeiter mit Krankenpflege- oder Altenpflegeausbildung Empfehlungen zur Verfügung. Verbindliche Konzepte für die Durchführung und Qualifizierungsmaßnahmen für das mit der Durchführung betraute Personal fehlen. Ganz besonders auffallend ist aber, daß für die am schlechtesten qualifizierten Beschäftigten in der Hauspflege und für die Zivildienstleistenden so gut wie gar keine Anleitungskonzepte zur Verfügung stehen.

12.4. Pflegen kann jeder. Kann jeder pflegen ? Zur Frage der Entprofessionalisierung ambulanter Dienstleistungen.

Die faktische Arbeitssituation und die Analyse der Arbeitsanforderungen und -bedingungen in sozialen Diensten zeigen ein deutliches Auseinanderklaffen zwischen Anspruch und Wirklichkeit. Der zunehmende Einsatz von Laien, fehlende Anleitung auch des professionellen Personals, zunehmende Arbeitsteilung und fehlende interne Kooperationsbezüge, lediglich autodidaktisch geschultes oder sogar ungeschultes Personal im Bereich von Planung, Organisation und Verwaltung, Defizite in Selbst- und Fremdwahrnehmung sind die Charakteristika dieser Divergenzen.

Auf der anderen Seite steht das Ergebnis, daß die Arbeit im ambulanten Bereich vorwiegend Einzelarbeit ist und von daher ein sehr hohes Maß an Selbständigkeit und Verantwortlichkeit von jedem Beschäftigten erfordert. Am Beispiel der betriebswirtschaftlichen Aufgaben hatte ich darzulegen versucht, daß es sich hierbei im stationären Bereich um Aufgaben handelt, die gemeinhin von Angehörigen der mittleren Führungsebene wahrgenommen werden. Praxisanleitung ist bspw. ebenfalls eine Aufgabe, die systematisch erlernte und umfassende pädagogisch-psychologische Qualifikationen erfordert und ebenfalls auf einem höheren Qualifikationsniveau liegt, so daß der Schluß zulässig ist, daß es sich bei den Tätigkeiten in Sozialstationen um Tätigkeiten handelt, die überwiegend auf einem höheren Qualifikationsniveau angesiedelt sind als im stationären Bereich. Das heißt: Das, was im stationären Bereich als "besondere Qualifikation" der mittleren Führungsebene gilt und besonderen Funktionsträgern zugeordnet wird, wird mit der Veränderung des beruflichen Einsatzfeldes vom stationären zum ambulanten Sektor zur "regulären Qualifikation" sämtlicher Beschäftigten. Häusliche gesundheits- und sozialpflegerische Arbeit ist demnach, wenn sie nicht nur auf Kostengesichtspunkte reduziert wird, eine hochprofessionelle Angelegenheit. Institutionen wie Sozialstationen, die einen solchen Pflegeauftrag übernehmen, bedürfen daher geschulten und immer wieder fortgebildeten Personals, wenn die häusliche Versorgung nicht zu einer "Siechenbetreuung" alten Stils absinken will.

Betrachtet man sich die Qualifikationstypen, welche die Berufsarbeit in Sozialstationen bestimmen, so handelt es sich, wie am Beispiel der oben diskutierten Defizitbereiche deutlich geworden ist, durchweg nicht so sehr um berufsspezifische, sondern vielmehr um berufsübergreifende Qualifikationen für alle Beschäftigten. An alle Beschäftigten, die in der direkten Patientenversorgung eingesetzt werden, wird ein besonders hohes Maß an psychosozialen Qualifikationen, an Kommunikations- und Kooperationsfähigkeit, an organisatorischen und verwaltenden Fähigkeiten und i.d.R. sogar die Fähigkeit zur Anleitung gestellt. Auch in dieser Hinsicht wird deutlich, daß das, was bisher als "extrafunktionale Qualifikation" galt, jetzt zur regulären Qualifikation aller Beschäftigten wird. Daran läßt sich ablesen, daß sich die in der Ausbildung häufig künstlich getrennten gesundheits- und sozialpflegerischen Berufe in der Berufspraxis aneinander annähern. Für die Berufsangehörigen ist dies jedoch eine der am schwierigsten zu erfüllenden Anfoderungen: ein berufliches Selbstverständnis zu entwickeln und sich dennoch damit auseinanderzusetzen, daß die Qualifikationen des eigenen Berufs auch die Qualifikationen anderer Berufe und anderer Berufsangehöriger sein könnten. Gemeinsame Fortbildungsteilnahme, gemeinsames Lernen scheint mir der erste und erfolgversprechendste Schritt zur Entwicklung von Teamarbeit und beruflicher Kooperation zu sein.

Anmerkungen:

(1) MEIFORT, B.: Auswirkungen der Entwicklung in der Medizin auf nichtärztliche Medizinalberufe. Forschungsprojekt 4.033 des Bundesinstituts für Berufsbildung (1983 abgeschlossen).

(2) MEIFORT, B. (Hrsg.):"Berufsfeld Gesundheit" - Bedingungen und Realität psychosozialer Gesundheitsversorgung und kooperativer Arbeitsformen. Beiträge und Ergebnisse aus der Fachtagung "Berufsfeld Gesundheit" im Rahmen der Hochschultage "Berufliche Bildung '84" an der Technischen Universität Berlin. Berlin 1984.

(3) LEICHT, R.: Nur das Hinsehen macht frei. Wir und unsere Vergangenheit. Die deutsche Geschichte läßt sich nicht retuschieren. In: DIE ZEIT, Nr. 1/1986, S. 1.

(4) MEIFORT, B.: Qualifikationsanforderungen und Fortbildungsangebote für Beschäftigte in ambulanten gesundheits- und sozialpflegerischen Diensten. Forschungsprojekt 4.046 des Bundesinstituts für Berufsbildung (Laufzeit 1984 - 1987)

(5) Vgl. den Beitrag von F. Brandt, S. 67 ff

(6) BUNDESARBEITSGEMEINSCHAFT DER FREIEN WOHLFAHRTSPFLEGE: Gesamtstatistik der Einrichtungen der freien Wohlfahrtspflege. Stand: 1.1.1984. Bonn, Januar 1985, S. 31: Die Zahl der hauptamtlich Beschäftigten betrug 1970 21.145. Diese Zahl wuchs bis 1981 auf 23.655 an und stieg danach bis 1984 auf 28.324 Beschäftigte.

(7) Es gibt bspw. Stationshilfen, Krankenpflegehelfer/-innen, Bettenzentralen, Hol- und Bringedienste usw.

Autorenverzeichnis

Becker, Wolfgang, M.A., Mitarbeiter im Bundesinstitut für Berufsbildung, Berlin. Bisheriger Arbeitsschwerpunkt: Berufliche Rehabilitation Behinderter.

Brandt, Franz, Diplom-Soziologe, wissenschaftlicher Mitarbeiter und Projektleiter am Institut für Sozialforschung und Sozialwirtschaft e.V., Saarbrücken. Bisherige Arbeitsschwerpunkte: Berufliche Eingliederung Schwerbehinderter, Altersforschung, Altenhilfeplanung, Sozialstationen.

Herweck, Rudolf, Regierungsdirektor im Bundesministerium für Jugend, Familie Frauen und Gesundheit, Bonn. Leiter des Referats: Pflegebedürftigkeit, Soziale Dienste.

Meifort, Barbara, Diplom-Handelslehrerin, wissenschaftliche Mitarbeiterin und Projektleiterin im Bundesinstitut für Berufsbildung, Berlin. Bisherige Arbeitsschwerpunkte: Berufliche Bildung von Problemgruppen, berufliche Förderung von Frauen, Qualifikationsforschung im Bereich Gesundheits- und Sozialberufe, Gesundheitspolitik.

Rückert, Willi, Dr. rer.pol., Leiter der Abteilung Sozialwirtschaft im Kuratorium Deutsche Altershilfe, Köln. Bisherige Arbeitsschwerpunkte: Planungsberatung.

Schwarzer, Uwe, Diplomsoziologe, Mag.rer.publ., wissenschaftlicher Mitarbeiter in der Verwaltung der Inneren Mission, Münster. Bisherige Arbeitsschwerpunkte: Tätigkeit in Krankenhausverwaltung, Forschungsprojekte: Ökonomie des Gesundheitswesens, Arbeitslosigkeit und Krankheit, Sozialstationen, Rehabilitationseinrichtungen für ältere Menschen (Modellprogramm "Ambulante Dienste für Pflegebedürftige")

Wienand, Anne, Diplomsozialarbeiterin, Abteilungsleiterin bei der Arbeiterwohlfahrt Münster. Leiterin der Ambulanten Dienste bei der Arbeiterwohlfahrt

Münster. Bisherige Arbeitsschwerpunkte: Krankenhaus-Sozialarbeit in der Psychiatrie/Neurologie; Organisation und Koordination in Sozialstationen; Einrichtung und Aufbau der Sozialpädagogischen Familienhilfe; Aufbau des Mobilen Sozialen Hilfsdienstes; Lehrtätigkeit an einer Zivildienstschule.

Band 3
M. GEBHARDT-BENISCHKE; U. KNAPP (Hrsg.)
Was Frauen tun können, um die Hochschule zu verändern; Antidiskriminierungsprogramm im Wissenschaftsbetrieb. 1984, A5, 232 S.
Best.-Nr.: 3103 (-114-) DM 28,00

Band 4
Ralf SCHAPER (Hrsg.)
Hochschuldidaktik der Mathematik. Praxis im Studium! Studium der Praxis? 1985, A5, 223 S., verschiedene Bilder
Best.-Nr.: 3104 (-120-) DM 28,00

Band 5
M. SCHRÄDER; J. WILDT (Hrsg.)
Schulpraktische Studien in der ersten Phase der Lehrerausbildung. Entwicklung, hochschuldidaktische Erprobung und Evaluation. 1985, A5, 184 S.
Best.-Nr.: 3105 (-123-) DM 26,00

Band 6
Klaus STEFFENS (Hrsg.)
Experimentelle Statik an Fachhochschulen - Didaktik, Technik, Organisation, Anwendung. 1985, A5, 160 S., viele Bilder
Best.-Nr.: 3106 (-124-) DM 27,00

Band 7
R. MORSCH; W. NEEF; C.-H. WAGEMANN
Das Elend des Grundstudiums - Ergebnisse einer Verlaufsuntersuchung im Grundstudium des Maschinenbaus und des Bauingenieurwesens. 1986, A5, 185 S., zahlreiche Bilder
Best.-Nr.: 3107 (-129-) DM 26,00

Band 8
Robert FRANCKE; Hans-Jürgen HOPP (Hrsg.)
Einstufige Juristenausbildung in Bremen - Evaluation eines Reformmodells. 1986, A5, 291 S., verschiedene Bilder
Best.-Nr.: 3108 (-133-) DM 35,00

Band 9
Gerhard BODENSTEIN; Wolfgang GEISE
Das Rollenspiel in der betriebswirtschaftlichen Hochschulausbildung - Dargestellt am Thema "Nachfragemacht auf dem Lebensmittelmarkt". 1987, A5, 190S., verschiedene Bilder
Best.-Nr.: 3109 (-140-) DM 27,00

****

ZUR DIDAKTIK DER PHYSIK UND CHEMIE
Probleme und Perspektiven
Hrsg.: GDCP

****

Band 1
Hermann HÄRTEL (Hrsg.)
Zur Didaktik der Physik und Chemie 1980, 1981, C5, 243 S., viele Bilder
Best.-Nr.: 2501 (-084-) DM 29,00

Band 2
Hermann HÄRTEL (Hrsg.)
Zur Didaktik der Physik und Chemie 1981, 1982, C5, 298 S., viele Bilder
Best.-Nr.: 2502 (-094-) DM 36,00

Band 3
Helmut MIKELSKIS (Hrsg.)
Zur Didaktik der Physik und Chemie 1982, 1983, C5, 265 S., viele Bilder
Best.-Nr.: 2503 (-102-) DM 34,00

Band 4
Helmut MIKELSKIS (Hrsg.)
Zur Didaktik der Physik und Chemie 1983, 1984, C5, 328 S., viele Bilder
Best.-Nr.: 2504 (-110-) DM 40,00

Band 5
Helmut MIKELSKIS (Hrsg.)
Zur Didaktik der Physik und Chemie 1984, 1985, C5, 287 S., viele Bilder
Best.-Nr.: 2505 (-119-) DM 37,00

Band 6
Helmut MIKELSKIS (Hrsg.)
Zur Didaktik der Physik und Chemie 1985, 1986, C5, 319 S., viele Bilder
Best.-Nr.: 2506 (-127-) DM 40,00

Band 7
Klaus H. WIEBEL (Hrsg.)
Zur Didaktik der Physik und Chemie 1986, Jahrestagung in Oldenburg, 1987, C5, 286 Seiten, viele Bilder
Best.-Nr.: 2507 (-141-) DM 37,00

Diese Reihen können Sie auch im Abonnement beziehen. Sie sichern sich damit eine automatische Belieferung und bei Direktbestellung ferner 10% Rabatt!